U0241759

控血糖、护心脑，
食养全家一本就够

张 晔 主编　　沈婷婷 副主编

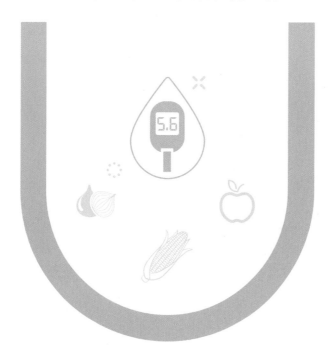

中国轻工业出版社

图书在版编目（CIP）数据

控血糖、护心脑，食养全家一本就够 / 张晔主编；
沈婷婷副主编 . —北京：中国轻工业出版社，2024.3
ISBN 978-7-5184-4628-5

Ⅰ . ①控… Ⅱ . ①张… ②沈… Ⅲ . ①糖尿病—防治
②心脏血管疾病—防治 ③脑血管疾病—防治 Ⅳ . ① R587.1 ② R54 ③ R743

中国国家版本馆 CIP 数据核字 (2024) 第 004209 号

责任编辑：瀚　文　责任终审：李建华　　　整体设计：悦然生活
策划编辑：付　佳　责任校对：朱　慧　朱燕春　责任监印：张京华

出版发行：中国轻工业出版社（北京鲁谷东街 5 号，邮编：100040）
印　　刷：北京博海升彩色印刷有限公司
经　　销：各地新华书店
版　　次：2024 年 3 月第 1 版第 1 次印刷
开　　本：710×1000　1/16　印张：12
字　　数：200 千字
书　　号：ISBN 978-7-5184-4628-5　定价：49.80 元
邮购电话：010-85119873
发行电话：010-85119832　010-85119912
网　　址：http://www.chlip.com.cn
Email：club@chlip.com.cn

　　《成人糖尿病食养指南（2023年版）》数据显示，我国18岁及以上居民糖尿病患病率达11.9%，并且逐渐呈年轻化的趋势。糖尿病是心脑血管疾病的危险因素，随着糖尿病病情的发展，易发生与心脑相关的疾病，比如脑梗死、脑血管病等。中国健康教育中心发布了《全家动员糖尿病防治倡议》（以下简称《倡议》），呼吁公众在预防和调理糖尿病方面全家动员起来。

　　"不积跬步，无以至千里。"要攻克糖尿病这个"慢病之王"，就需要糖尿病患者长期持续控糖。饮食是控糖的基石。很多糖尿病患者会因食物摄入不当等问题而烦恼，如果这时全家人做总动员，一起帮助糖尿病患者对抗疾病，全家人养成合理的饮食习惯，那么不仅可以让糖尿病患者的精神能量消耗更少，全家人也会因健康的饮食习惯受益终身，生活越来越和谐美好。

　　本书响应《倡议》，为了让糖尿病患者生活得更幸福，提出"全家总动员，防治糖尿病"的观念，以全家饮食为核心，从全家人控糖的早、午、晚餐及加餐小零食，到糖尿病患者如何在外就餐、吃好外卖，并针对不同人群及并发症患者，为糖尿病患者及其家庭制订了切实可行的控糖饮食方案。

　　希望本书能切实地帮助糖尿病患者调控饮食，摆脱闷闷不乐的精神窘境，更轻松愉悦地享受生活。

目录

糖尿病健康管理微课堂
糖友 24 小时动态控糖，逐一击破不同时段控糖难点 / 14
一人糖尿病，改变家庭生活方式，全家都受益 / 16

第 1 章

112 配餐法

家庭稳控血糖饮食的核心：

112 配餐法——均衡、稳糖的定海神针 / 18
1 份主食 +1 份蛋白质食物 +2 份蔬菜 / 18
尝试评估你的饭 / 19

1 份主食：粗细搭配，优质碳水，血糖至少稳一半 / 20
主食三定，血糖不易波动 / 20
吃主食的 5 个要点，强控糖、增饱腹 / 22
注意用复合碳水代替简单碳水 / 23
三餐主食方案推荐 / 23

1 份蛋白质食物：餐餐都要有，耐饿、对抗低血糖 / 24
每天遵循 1+1、2+2 补充原则 / 25
养成这些好习惯，减少蛋白质浪费 / 25
蛋白质均衡分配在三餐，更好吸收 / 26

**2 份蔬菜：富含维生素和膳食纤维，增加饱腹感、
控体重** / 27
蔬菜优选深色，并进行多样化选择 / 27
巧烹饪，热量低、不长胖、控血糖 / 28
高碳水蔬菜可替换主食 / 29

特别提醒：低 GI 和低 GL 饮食是平稳血糖的好帮手 / 30
依据 GI 值可将食物分 "红、黄、绿" 3 个等级 / 30
降低食物 GI 值的 5 个妙招 / 30
高 GI 食物的 GL 值不一定高 / 31
综合考虑 GI 和 GL 来安排饮食 / 31

⁞ 专题：改变进餐顺序，延缓餐后血糖上升速度 / 32

第2章

40种稳糖控糖的高营养密度好食材

五谷杂粮：富含膳食纤维，通便降压护血管 / 34

玉米：强化胰岛功能 / 34

∵蒸玉米 / 34

∵玉米莲藕排骨汤　∵玉米面发糕 / 35

小米：促进糖脂代谢，利尿，助眠 / 36

∵二米饭 / 36

∵杂粮馒头　∵小米面发糕 / 37

薏米：抑制氧自由基对胰岛β细胞的损伤 / 38

∵冬瓜薏米瘦肉汤 / 38

∵南瓜薏米饭　∵薏米红豆糙米饭 / 39

燕麦：延缓餐后血糖上升，护心脑 / 40

∵奶香燕麦馒头 / 40

∵什锦燕麦饭　∵凉拌燕麦面 / 41

土豆：高钾、高纤维，可替代部分主食 / 42

∵醋熘土豆丝 / 42

∵黑胡椒小土豆　∵土豆饼 / 43

红薯：有助于延缓脂肪吸收 / 44

∵蒸红薯 / 44

∵南瓜红薯馒头　∵红薯红豆汤 / 45

山药：控制餐后血糖骤升 / 46

∵彩椒炒山药 / 46

∵山药寿司　∵奶香山药松饼 / 47

蔬菜：对稳定餐后血糖水平有一定作用 / 48

大白菜：减缓餐后血糖上升的速度 / 48

∵白菜心拌海蜇 / 48

∵醋熘大白菜　∵板栗烧白菜 / 49

芹菜：促进胃排空，帮助控血糖 / 50

∵芹菜拌鸡丝 / 50

∵芹菜炒绿豆芽　∵芹菜炒百合 / 51

生菜：促进胰岛素分泌 / 52

∵生菜沙拉 / 52

∵蚝油生菜　∵蒜蓉生菜 / 53

油菜：有助于稳定血糖 / 54

∵ 油菜拌木耳 / 54

∵ 香菇油菜 ∵ 油菜炒瘦肉片 / 55

圆白菜：调节血糖和血脂 / 56

∵ 手撕圆白菜 / 56

∵ 圆白菜炒番茄 ∵ 圆白菜炒肉 / 57

荠菜：通便，明目，控糖 / 58

∵ 荠菜炒鸡蛋 / 58

∵ 荠菜炒鸡片 ∵ 荠菜虾仁馄饨 / 59

豌豆苗：清热，明目 / 60

∵ 香干拌豌豆苗 / 60

∵ 肉丝炒豌豆苗 ∵ 豌豆苗鸡蛋汤 / 61

韭菜：润肠通便，控血糖 / 62

∵ 韭菜拌豆芽 / 62

∵ 韭菜炒鸡蛋 ∵ 核桃仁炒韭菜 / 63

空心菜：改善 2 型糖尿病症状 / 64

∵ 酸汤空心菜 / 64

∵ 蒜香空心菜 ∵ 玉米粒炒空心菜 / 65

西蓝花：提高胰岛素敏感性 / 66

∵ 双色菜花 / 66

∵ 什锦西蓝花 ∵ 西蓝花鸡蛋饼 / 67

冬瓜：有助于 2 型糖尿病患者减肥 / 68

∵ 微波茄汁冬瓜 / 68

∵ 冬瓜烩虾仁 ∵ 海带冬瓜排骨汤 / 69

黄瓜：适合糖尿病患者充饥 / 70

∵ 拍黄瓜 / 70

∵ 木耳拌黄瓜 ∵ 鸡蛋炒黄瓜 / 71

苦瓜：减轻胰岛负担 / 72

∵ 凉拌苦瓜 / 72

∵ 苦瓜鸡片 ∵ 苦瓜菊花瘦肉汤 / 73

番茄：减少胰岛细胞的损害，护血管 / 74

∵ 番茄炒鸡蛋 / 74

∵ 番茄炖牛腩 ∵ 苦瓜番茄玉米汤 / 75

胡萝卜：预防糖尿病并发心血管病 / 76

∷胡萝卜炒肉丝 / 76

∷胡萝卜拌海带丝 ∷山药胡萝卜羊肉汤 / 77

莴笋：改善糖代谢 / 78

∷葱油莴笋丝 / 78

∷山药木耳炒莴笋 ∷芝麻莴笋拌饭 / 79

绿豆芽：调脂控糖，清热利尿 / 80

∷莴笋拌绿豆芽 / 80

∷韭菜炒绿豆芽 ∷丝瓜豆芽汤 / 81

香菇：促进肝糖原合成，减轻糖尿病症状 / 82

∷香菇西蓝花 / 82

∷香菇油菜 ∷百合干贝香菇汤 / 83

木耳：辅助控糖 / 84

∷木耳拌魔芋 / 84

∷木耳炒圆白菜 ∷香菇木耳汤 / 85

鱼禽畜肉：优选白肉，适量红瘦肉 / 86

猪瘦肉：补充优质蛋白，消除疲劳 / 86

∷柿子椒炒肉丝 / 86

∷五彩瘦肉丁 ∷冬瓜瘦肉海带汤 / 87

牛瘦肉：促进胰岛素原转化为胰岛素 / 88

∷蒜香牛肉粒 / 88

∷咖喱土豆牛肉 ∷胡萝卜牛肉馅饼 / 89

鳝鱼：调脂，调血糖 / 90

∷芹菜炒鳝丝 / 90

∷五彩鳝丝 ∷鳝鱼豆腐汤 / 91

鲫鱼：促进胰岛素正常分泌 / 92

∷香菇蒸鲫鱼 / 92

∷鲫鱼蒸滑蛋 ∷鲫鱼豆腐汤 / 93

虾：补充蛋白质、镁 / 94

∷盐水虾 / 94

∷鲜虾芦笋 ∷蒜蓉蒸虾 / 95

蛋奶类：轻松获得优质蛋白 / 96

鸡蛋：提供多种营养物质 / 96

❖ 香菇蒸蛋 / 96

❖ 菠菜炒鸡蛋 　❖ 香椿摊鸡蛋 / 97

鹌鹑蛋：补五脏，益气血 / 98

❖ 香卤鹌鹑蛋 / 98

牛奶：促进胰岛素正常分泌 / 99

❖ 牛奶炒蛋 / 99

❖ 牛奶玉米汁 　❖ 花生核桃豆奶 / 100

大豆及坚果：易饿人群的救星 / 101

大豆及其制品：平稳血糖，清血管 / 101

❖ 芥蓝炒黄豆 / 101

❖ 海带烧豆腐 　❖ 牡蛎豆腐汤 / 102

核桃：有益于心脑血管健康 / 103

❖ 核桃仁拌菠菜 / 103

花生米：健脑益智，增强血管弹性 / 104

❖ 牛奶炖花生 / 104

水果：血糖平稳时，可当加餐 / 105

柚子：减轻胰岛细胞的负担 / 105

❖ 双丝拌柚块 / 105

樱桃：明目，抗氧化 / 106

❖ 樱桃苦菊沙拉 / 106

柠檬：促进糖代谢 / 107

❖ 苹果白菜柠檬汁 / 107

❖ 专题：糖友应远离的 12 种食物 / 108

第3章

给全家人的早餐：吃全点，搞定清晨空腹血糖

全家早餐：吃得好，血糖稳又顶饿　/ 110
三类控糖早餐建议，总有适合你家的　/ 110
常见的不合理早餐搭配及调整建议　/ 111
糖友圈优秀早餐分享　/ 112

适合中青年人吃的早餐　/ 113
中青年人控糖早餐好搭档　/ 113
中青年人精选早餐食谱　/ 113
∷ 大拌菜　/ 113
∷ 凉拌四丝　　∷ 三文鱼冰草沙拉　/ 114
∷ 秋葵厚蛋烧　　∷ 菠菜猪血蛋花汤　/ 115
∷ 五彩豆腐饼　/ 116
∷ 韭菜豆渣饼　　∷ 杂粮坚果牛奶麦片　/ 117
∷ 香煎口蘑三明治　　∷ 金枪鱼三明治　/ 118

适合一般老年人吃的早餐　/ 119
一般老年人控糖早餐好搭档　/ 119
一般老年人精选早餐食谱　/ 119
∷ 荠菜豆腐　/ 119
∷ 菠菜蒸蛋羹　　∷ 麦饭　/ 120
∷ 蔬菜鸡蛋饼　　∷ 黑米面馒头　/ 121
∷ 莜麦蛋饼　　∷ 麻酱荞麦凉面　/ 122

适合高龄老年人吃的早餐　/ 123
高龄老年人控糖早餐好搭档　/ 123
高龄老年人精选早餐食谱　/ 123
∷ 燕麦牛奶粥　/ 123
∷ 大白菜炖豆腐　　∷ 什锦杂蔬虾仁汤　/ 124
∷ 什锦面片汤　　∷ 黑米蒸蛋糕　/ 125

∷ 专题：糖尿病患者快手早餐 4 妙招　/ 126

第**4**章

给全家人的午餐：
吃杂点，降低下午的血糖高峰

全家午餐：全谷杂粮占一半，适量低脂肉 / 128
糖友之家午餐三大原则 / 128
糖友圈优秀午餐分享 / 129

适合中青年人吃的午餐 / 130
中青年人控糖午餐好搭档 / 130
中青年人精选午餐食谱 / 130
∵凉拌豇豆 / 130
∵虾仁拌菠菜　　∵拌芦笋 / 131
∵荷塘小炒　　　∵蚝油香菇笋 / 132
∵蚝油彩椒白玉菇　∵土豆炖牛肉 / 133

适合一般老年人吃的午餐 / 134
一般老年人控糖午餐好搭档 / 134
一般老年人精选午餐食谱 / 134
∵凉拌莴笋丝 / 134
∵花生拌菠菜　　∵时蔬炒魔芋 / 135
∵白萝卜羊肉卷　∵鲜虾炖豆腐 / 136
∵黑米二米饭　　∵玉米面饼 / 137

适合高龄老年人吃的午餐 / 138
高龄老年人控糖午餐好搭档 / 138
高龄老年人精选午餐食谱 / 138
∵炒合菜 / 138
∵蒸三素　　　　∵翡翠白玉卷 / 139
∵肉末烧豆腐　　∵土豆蒸鸡块 / 140
∵木耳三彩虾球　∵糊塌子 / 141

∵专题：补对营养素，血糖稳稳的 / 142

第5章

给全家人的晚餐：吃少点，预防餐后高血糖和隔天空腹低血糖

全家晚餐：偏素点、加入少量粗粮 / 144
稳控血糖的晚餐 5 字诀 / 144
糖友圈优秀晚餐分享 / 145

适合中青年人吃的晚餐 / 146
中青年人控糖晚餐好搭档 / 146
中青年人精选晚餐食谱 / 146

∵凉拌苋菜 / 146
∵清炒扁豆丝　　∵家常炒菜花 / 147
∵玉米粒炒柿子椒　∵芝士鲜笋 / 148
∵西葫芦炒鸡蛋　∵肉末冬瓜 / 149
∵萝卜烧牛肉　　∵木耳熘鱼片 / 150
∵杏鲍菇牛肉粒　∵鲜虾豆腐蔬菜汤 / 151
∵茄汁莜面窝窝　∵五谷丰登 / 152

适合一般老年人吃的晚餐 / 153
一般老年人控糖晚餐好搭档 / 153
一般老年人精选晚餐食谱 / 153

∵番茄烧豆腐 / 153
∵毛豆烧丝瓜　　∵茄汁菜花 / 154
∵鲜虾蒸蛋　　∵番茄巴沙鱼 / 155
∵牛肉片豆芽汤　∵荞麦面 / 156

适合高龄老年人吃的晚餐 / 157
高龄老年人控糖晚餐好搭档 / 157
高龄老年人精选晚餐食谱 / 157

∵菠菜鸡蛋糕 / 157
∵白菜暖锅　　∵海带冬瓜汤 / 158
∵香煎紫菜饼　∵圆白菜鸡蛋饼 / 159

∵专题：灵活加餐，消除饥饿感 / 160

第6章
便当、加餐、外食，照样能吃好

上班族控糖便当 / 162
上班族便当搭配技巧 / 162
上班族精选控糖便当食谱 / 162
∵苦菊鸡丝南瓜便当 / 162
∵鸡胸秋葵玉米便当 / 163
∵洋葱拌鸡丝便当 / 164
∵煎鸡胸香菇藜麦饭便当 / 165
∵牛肉荞麦面便当 / 166
∵虾仁蔬菜便当 / 167
∵太阳蛋时蔬拌饭便当 / 168

饱腹又控糖的加餐小零食 / 169
选择加餐小零食要点 / 169
精选加餐小零食 / 169
∵烤苹果片 / 169
∵煮毛豆 ∵果干烤布丁 / 170
∵坚果草莓酸奶 ∵红豆双皮奶 / 171
偶尔外食时，请收下控糖秘籍 / 172

∵专题：外出点餐时常见家常菜"红绿灯" / 174

第7章
不同人群和并发症患者的控糖饮食

一般老年糖尿病患者控糖饮食 / 176
一般老年糖尿病患者控糖饮食要点 / 176
一般老年糖尿病患者控糖食谱推荐 / 176
∵拌洋葱 / 176
∵豆腐皮鹌鹑蛋 ∵木耳炒大白菜 / 177

高龄老年糖尿病患者控糖饮食 / 178
高龄老年糖尿病患者控糖饮食要点 / 178
高龄老年糖尿病患者控糖食谱推荐 / 178
∵香菇胡萝卜炒芦笋 / 178
∵冬瓜肉丸汤 ∵玉米小米豆浆 / 179

儿童糖尿病患者控糖饮食 / 180

儿童糖尿病患者控糖饮食要点 / 180

儿童糖尿病患者控糖食谱推荐 / 180

∵ 西蓝花炒虾仁 / 180

∵ 牛肉酿豆腐 ∵ 紫薯发糕 / 181

妊娠糖尿病患者控糖饮食 / 182

妊娠糖尿病患者控糖饮食要点 / 182

妊娠糖尿病患者控糖食谱推荐 / 182

∵ 凉拌魔芋 / 182

∵ 肉末烧海带 ∵ 南瓜双色花卷 / 183

合并高血压患者控糖饮食 / 184

合并高血压患者控糖饮食要点 / 184

合并高血压患者控糖食谱推荐 / 184

∵ 素炒豌豆苗 / 184

∵ 彩椒炒黄瓜 ∵ 红薯饭团 / 185

合并血脂异常患者控糖饮食 / 186

合并血脂异常患者控糖饮食要点 / 186

合并血脂异常患者控糖食谱推荐 / 186

∵ 素烧茄丁 / 186

∵ 三文鱼蒸蛋 ∵ 荞麦煎饼 / 187

合并痛风患者控糖饮食 / 188

合并痛风患者控糖饮食要点 / 188

合并痛风患者控糖食谱推荐 / 188

∵ 凉拌红薯叶 / 188

∵ 猪血炒木耳 ∵ 玉米苦瓜煎蛋饼 / 189

合并眼病患者控糖饮食 / 190

合并眼病患者控糖饮食要点 / 190

合并眼病患者控糖食谱推荐 / 190

∵ 香椿拌豆腐 / 190

∵ 松仁玉米 ∵ 菊花枸杞茶 / 191

∵ 专题：五项达标是控制糖尿病、预防并发症的关键 / 192

糖友 24 小时动态控糖，逐一击破不同时段控糖难点

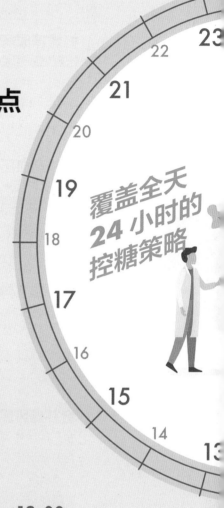

覆盖全天
24 小时的
控糖策略

06:00~08:00
清晨空腹血糖高
精准判断，轻松应对

❶ 夜间无低血糖，清晨血糖升高 = 黎明现象。

❷ 夜间出现低血糖，清晨血糖升高 = 苏木杰现象。

应对黎明现象
避免晚饭过早、睡前摄入碳水化合物

应对苏木杰现象
调整用药，睡前适度加餐，晚餐后运动减量

08:00~11:30
早餐后血糖先高后低
药食匹配，餐后血糖更平稳

❶ 用药时间前移，加长药食间隔时间。

❷ 粗粮代替部分细粮，搭配绿叶蔬菜。

11:30~12:00
午餐前血糖低
如何应对

❶ 餐前测血糖，进餐用药心中有数。

❷ 吃点低糖水果、牛奶、坚果等作为加餐，预防低血糖。

❸ 正餐的食物和降糖药在升糖与降糖时间上要尽量匹配。

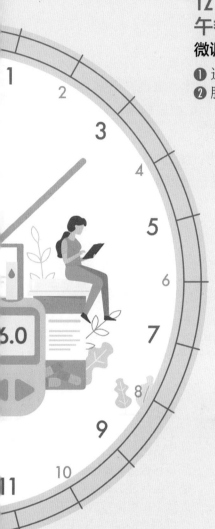

12:00～17:00
午餐后血糖先低后高
微调一下，简单舒心

❶ 进食时间前移，缩短药食间隔时间。
❷ 服药后稍等一会儿就吃饭。

17:00～18:00
晚餐前血糖高
如何避免

❶ 午餐后2小时未进食，17：00~18：00
血糖升高＝黄昏现象。
❷ 午餐避免进食煎炸红烧的食物，低脂饮食。
❸ 午餐后做30分钟的中低强度有氧运动。

18:00～21:00
晚餐后血糖居高不下
晚餐早一点、少一点、清淡点

❶ 清淡饮食，多蒸煮，避免油与淀粉混合
的食物。
❷ 晚餐后做30分钟的中低强度有氧运动。
❸ 放松心情、舒缓压力，晚间做些个人喜欢
的事。

21:00～22:00
睡觉前回顾全天血糖波动情况
我的血糖我做主

❶ 回顾一天中的血糖值，全天血糖达标率
应大于70%。
❷ 全天血糖最好控制在4.4~7.8毫摩/升。

22:00～06:00(次日)
夜间睡眠期，血糖高
低起伏未知
安心睡眠，全天守护血糖

❶ 晚间运动量不宜过大，避
免睡眠中低血糖。
❷ 夜间频发低血糖，应咨询
医生调整用药。

一人糖尿病，改变家庭生活方式，全家都受益

2型糖尿病不是传染病，但有时候一家人会先后患上。其实，这跟相同的生活方式有关，比如爱吃油炸食品、甜食，食量大，进食不规律，活动量小，家庭氛围紧张等。研究发现，超过50%的2型糖尿病是可以通过改善生活方式有效预防的！

家里有人患糖尿病后，作为家庭成员，应该一起学习糖尿病的相关知识，比如饮食、运动、血糖监测、药物等，帮助自己和家人防控糖尿病，保护心脑血管。

1 饮食管理

家中的"掌勺人"及其他家庭成员要对患者多一些理解和监督。如何平衡好膳食结构，如何分配好"一日多餐"，如何控糖戒酒，都是整个家庭需要共同学习的。饮食是基石，也是本书阐述的重点。

2 运动管理

家庭成员可以陪患者一起运动，一方面可以使患者有坚持规律运动的动力，起到良好的控糖效果；另一方面，对于非糖尿病的家庭成员来说，也是增强体魄、预防糖尿病的好方法。

3 血糖监测

血糖监测可以明确血糖水平，有助于控制后续的血糖，以及调整控糖方案。但是，绝大多数老年患者没有定期监测血糖的意识，或者无法正确使用血糖仪，这将影响治疗效果。年轻的家庭成员应该帮助长辈进行血糖监测，并督促他们正确服药。

4 心理关怀

糖尿病患者的心理状况是最容易被忽略的一点。情绪不佳容易加重糖尿病的症状，影响治疗效果。对于糖尿病这类慢性疾病，长期服药往往会引起患者情绪低落。此时家庭成员的关怀和开导就非常重要。

5 低血糖救治

糖尿病在治疗过程中如果控制不当，将有低血糖风险。家庭成员在协助糖尿病患者进行血糖控制的同时，还需要学习基本的低血糖救治手段，家中常备饼干、糖果等。如果患者在补充食物的20分钟内无明显恢复，并出现意识障碍，必须尽快送至医院救治。

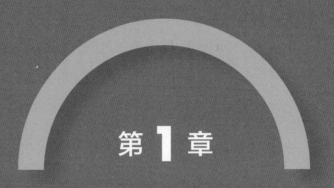

第 **1** 章

家庭稳控血糖饮食的核心：
112 配餐法

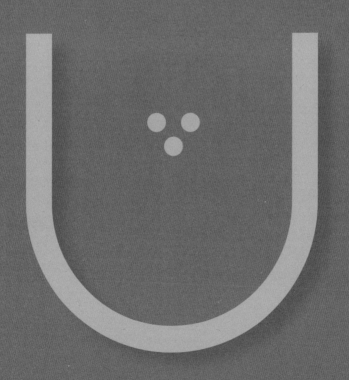

112 配餐法——
均衡、稳糖的定海神针

1 份主食 +1 份蛋白质食物 +2 份蔬菜

　　"112配餐法"是指每餐或每天摄入的主食、蛋白质、蔬菜的体积比为1：1：2，三者具体比例可用一拳、一掌和一捧来测量。可以选择常用的直径15厘米的餐盘进行配餐。"112配餐法"能帮助有饮食营养搭配、控制热量摄入需求的人进行合理饮食。

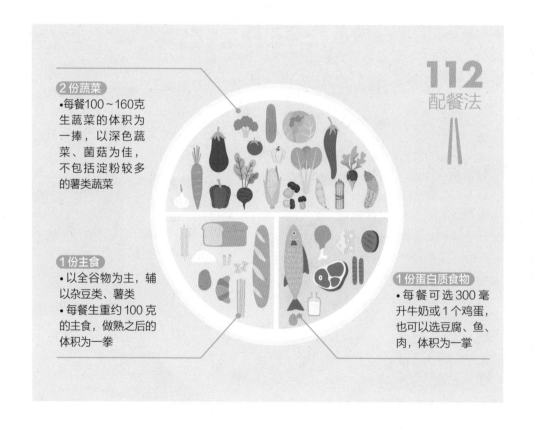

2 份蔬菜
- 每餐100~160克生蔬菜的体积为一捧，以深色蔬菜、菌菇为佳，不包括淀粉较多的薯类蔬菜

112 配餐法

1 份主食
- 以全谷物为主，辅以杂豆类、薯类
- 每餐生重约100克的主食，做熟之后的体积为一拳

1 份蛋白质食物
- 每餐可选300毫升牛奶或1个鸡蛋，也可以选豆腐、鱼、肉，体积为一掌

尝试评估你的饭

先看看总体上你的饮食是否符合112配餐法的基本搭配，查漏补缺，再从下面的3个维度来评估。

01 每天吃一道彩虹 >

《中国居民膳食指南（2022）》建议每天摄入不重复的食物种类达到 12 种以上，每周达到 25 种以上。

按照一日三餐食物品种数的分配。

早餐至少摄入3~4种	午餐摄入4~5种
晚餐4~5种	加上零食1~2种

02 主食要混搭着来吃 >

馒头、面包、面条、米饭，其实就是白米、白面两种食物，总是这样吃，精细主食摄入比例太高，既容易发胖，也不好控制血糖。

建议在现有主食的基础上，替换 1/3~1/2 的全谷物来混搭，具体可以这么做：

❶ 蒸米饭时，加入些小米、糙米或燕麦米。

❷ 买面粉时，选择全麦粉。

❸ 外出就餐时，选择杂粮、薯类替代白米饭、炒饭、面条和烙饼等精制主食。

03 添加适量的优质脂肪 >

适量的橄榄油、坚果、深海鱼、牛油果等，都可以为健康餐桌加分。

1份主食：
粗细搭配，优质碳水，
血糖至少稳一半

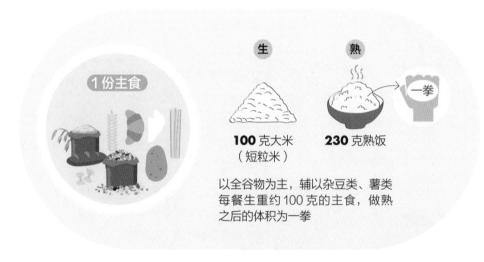

以全谷物为主，辅以杂豆类、薯类
每餐生重约100克的主食，做熟
之后的体积为一拳

对糖尿病患者来说，碳水化合物的种类和数量对餐后血糖的控制很关键，吃对主食其实就相当于控好一半血糖。

主食三定，血糖不易波动

1. 主食量固定

建议每天吃饭不少于3顿，每顿饭的主食不超过2两（100克）。这样的好处是，对胰腺的负担小，还能避免低血糖的发生。这里说的建议量是指食物的生重。开始时，患者和家属可以准确称量一下，形成重量和体积方面的确切概念，以后就可以此为准了。

主食吃得越少，血糖控制越好吗

糖尿病患者不吃主食其实不利于病情的控制。如果不吃主食或主食进食量过少，会缺乏葡萄糖来源，当人体需要热量时，就会动员脂肪和蛋白质，使之转化为葡萄糖，以补充血糖的不足。其中，脂肪在转化为葡萄糖的过程中会分解生成酮体，形成高血酮、酮尿，严重者会出现糖尿病酮症酸中毒。

2. 主食分配固定

《成人糖尿病食养指南（2023年版）》建议，糖尿病患者从碳水化合物中获得的热量应该占45%～60%，略低于一般健康人。主食中最主要的成分就是碳水化合物。一日三餐，主食分配可按早、中、晚各占1/3，或早餐占1/5，午餐、晚餐各2/5的比例。比例规定之后不能随意更改，须按照规定进食。

3. 进餐时间固定

为了减轻胰岛的负担，使其合理分泌胰岛素，糖尿病患者一天至少应进食3餐，而且要结合血糖控制情况定时定量。对于注射胰岛素或易出现病情控制不好的患者还应在3次正餐之间增添2～3次加餐，但时间必须相对固定，否则会造成血糖紊乱。

营养师有话说

薯类代替精白米面，防肥胖、控血糖

薯类包括土豆、红薯、山药、芋头等，虽然淀粉含量比普通蔬菜高，却是低脂肪、高膳食纤维食物，饱腹感特别强，相比精白米面可以润肠通便，还能预防肥胖。
要想真正发挥薯类的优势，应该把它们当主食吃，就是不加油、盐、糖，不油炸，采用蒸、煮、微波或烤箱烤等方式，比如烤红薯、蒸土豆等。同时，进食此类食物后要相应减少米面等主食的摄入量以控制总热量。

吃主食的 5 个要点，强控糖、增饱腹

1. 主食粗一点

稻谷、小麦等在精加工过程中，由于谷胚和麸皮被碾磨掉，造成 B 族维生素和矿物质的损失，对控制血糖很不利。所以，主食建议选用全谷类，可多吃粗粮、杂粮，比如燕麦片、玉米、小米、糙米、荞麦面等。

2. 主食杂一点

糖尿病患者比健康人需要更多的维生素，如果缺乏会加重周围神经功能障碍。同时，肝脏需要大量的 B 族维生素来参与代谢，而杂粮中的维生素和矿物质往往含量较高。在烹调时，可在白米中加小米、玉米粒等做成杂粮饭，这样既延缓了血糖升高速度，还增加了维生素的摄入。

3. 主食颜色深一点

颜色越深的粮食，其中的营养价值往往也越高。黑紫色的主食，比如紫玉米、黑米等，富含花青素，能有效清除体内的自由基；还含有人体所需的微量元素硒。

4. 主食干一点

糊化程度越高的食物，人体吸收速度越快，也就容易导致餐后血糖快速升高。所以，主食要做得有点"嚼劲"，不能做得太细太软。可将整粒的玉米、燕麦粒、黑米、糙米、红豆、绿豆等更换搭配食用，做成杂粮饭。少吃各种糊糊、软烂的粥。

5. 主食凉一点

作为主食的面条、米饭、馒头、薯类等一直在我们餐桌上占据主位，其含有的淀粉消化速度很快，能在餐后迅速升高血糖。要想有效控制血糖升高，可以将这些食物放至口感微温了再食用。冷却的过程会促使食物产生更多的抗性淀粉，进而达到减慢消化、延缓餐后血糖上升过快的目的。

注意用复合碳水代替简单碳水

相对高 GI 食物		相对低 GI 食物	
白米饭 GI：90	>	黑米饭 GI：55	
白面包 GI：88	>	全麦面包 GI：69	
馒头 GI：88	>	荞麦面馒头 GI：67	
即食燕麦粥 GI：79	>	燕麦片粥 GI：55	
即食玉米片 GI：79	>	煮玉米 GI：55	
西瓜 GI：72	>	苹果 GI：36	
挂面 GI：55	>	全麦面 GI：37	

注：以上 GI 数据部分来源于《中国食物成分表（第 6 版）》。GI 表示血糖生成指数。

专家答疑 家庭控血糖高频问题

糖尿病患者能喝五谷杂粮粉糊吗

五谷杂粮粉糊不适合糖尿病患者食用。淀粉类食物的颗粒越细碎，质地越柔软，加热糊化越彻底，食物的消化速度就越快。消化速度快，吸收速度也会加快，短时间内大量被吸收的葡萄糖涌进血管，会造成血糖快速上升。因此，对于糖尿病患者来说，最好食用杂粮饭或者整粒食材煮的杂粮粥（比如含有较多燕麦或杂豆的粥），不要用五谷杂粮粉冲糊替代主食。

三餐主食方案推荐

方案一　早 燕麦片 ＋ 中 糙米饭 ＋ 晚 荞麦面

方案二　早 全麦面包 ＋ 中 黑米饭 ＋ 晚 芸豆高粱莲子汤

方案三　早 蒸玉米 ＋ 中 燕麦饭 ＋ 晚 薏米红豆汤

1 份蛋白质食物：餐餐都要有，耐饿、对抗低血糖

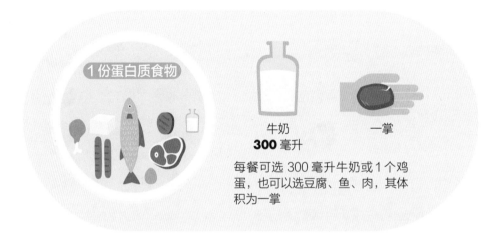

1 份蛋白质食物

牛奶
300 毫升

一掌

每餐可选 300 毫升牛奶或 1 个鸡蛋，也可以选豆腐、鱼、肉，其体积为一掌

糖尿病患者应保证饮食中的蛋白质，尤其是优质蛋白的摄入，以维护免疫功能，增强抗感染能力。

病情控制稳定、没有并发症的糖尿病患者，膳食中的蛋白质供给量应与正常人相同，即18~64岁人群推荐摄入量为男性65克/天、女性55克/天，65岁及以上人群推荐摄入量为男性72克/天、女性62克/天。其中，优质蛋白占50%以上。优质蛋白的主要来源包括鱼类、畜禽类、蛋类、牛奶、大豆及其制品。

每天遵循 1+1、2+2 补充原则

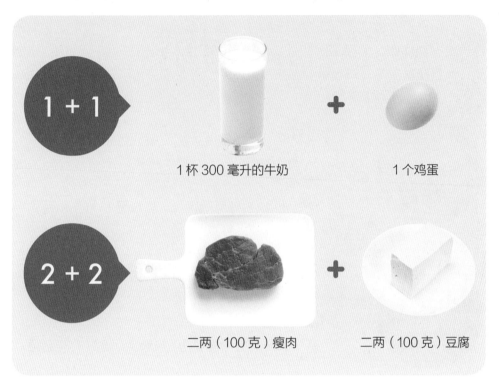

1 杯 300 毫升的牛奶　　　　　　　1 个鸡蛋

二两（100 克）瘦肉　　　　　　二两（100 克）豆腐

注：以上食材都是生重。瘦肉包括鸡、鸭、鱼、肉、虾，可以放在午饭、晚饭吃。

养成这些好习惯，减少蛋白质浪费

1. 保证碳水化合物的充足

碳水化合物不足，就会加速蛋白质的流失与浪费，建议每天摄入 250~400 克主食，注意粗细搭配。

2. 饭后少喝浓茶或吃高鞣酸的水果

饭后立即喝茶或喝大量浓茶，或吃太多山楂、黑枣、未成熟的柿子等，其中的鞣酸会与食物中的蛋白质结合生成沉淀物，影响蛋白质的吸收，并增加结石风险。

蛋白质均衡分配在三餐，更好吸收

将蛋白质分散在一日三餐，比集中于某一餐大鱼大肉或一次大量摄取蛋白质更有益健康。需要提醒的是，增加蛋白质摄入量不是单指多吃肉，奶制品、大豆及其制品、鸡蛋等都是优质蛋白的良好来源，可以和畜禽肉互换。

早餐
注重奶蛋组合

早餐摄取蛋类的人，比早餐只吃主食的人更不容易饿。

早餐推荐

全麦面包（或杂粮馒头）+ 煮鸡蛋 + 牛奶 + 蔬果

午餐
注重荤素搭配

午餐可以相对多点红肉（比如牛肉、猪肉、羊肉），要有绿叶蔬菜。

午餐推荐

杂粮饭 + 香菇蒸鲈鱼 + 牛肉炒胡萝卜 + 拌菠菜豆腐丝 + 紫菜汤

晚餐
注重干稀搭配

晚餐以清淡、易消化为主，可以吃些白肉（比如鱼虾、禽肉等）或大豆及其制品。

午餐推荐

小米绿豆粥 + 蒸山药 + 西蓝花炒虾仁 + 白灼菜 + 酸奶

营养师有话说

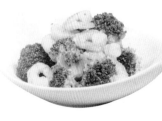

蛋白质不是越多越好

人体并没有把蛋白质存起来慢慢使用的机制，过多的蛋白质需要通过肾脏排出体外，这个过程容易加重肾脏负担。此外，蛋白质食用过多，多余的部分会在体内转化成脂肪，容易导致肥胖等问题。

2 份蔬菜：
富含维生素和膳食纤维，增加饱腹感、控体重

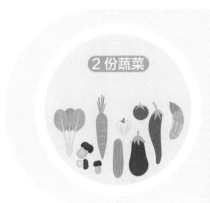

2 份蔬菜

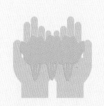

双手捧的菠菜
100~160克

每餐100~160克生蔬菜的体积为
一捧，以深色蔬菜、菌菇为佳，不
包括淀粉较多的薯类蔬菜

蔬菜优选深色，并进行多样化选择

　　每天要调换蔬菜的品种，尽可能在一周内多吃些不同的蔬菜种类，保证叶菜类、茄果类、根茎类、鲜豆类等各类蔬菜都要吃到。每周吃的蔬菜颜色最好像彩虹一样多，而且颜色越深，其营养价值越高。

　　深色蔬菜应当在每日摄入的蔬菜量中占一半，也就是说，桌上如果有两样蔬菜，最好有一样就是深色蔬菜，比如菠菜、油菜、空心菜。

深绿色蔬菜
菠菜、油菜、空心菜、芥菜、芥蓝、西蓝花、韭菜、茼蒿等。

红色、橘红色蔬菜
番茄、胡萝卜、红彩椒等。

紫红色蔬菜
紫洋葱、红苋菜、紫甘蓝等。

巧烹饪，热量低、不长胖、控血糖

1. 先洗再切

蔬菜洗后再切，可以避免水溶性维生素从切口处流失。还要注意现吃现做，别提前切好放置太久，这样会造成营养素的流失。

2. 尽量切大块

对于蔬菜来说，切得越细碎，烹调时流失的营养素就越多。因此为了更好地留住营养，尽量切大块。

3. 正确焯水

菠菜、苋菜等叶类蔬菜，草酸含量较高，食用前焯烫可去除大部分草酸；芹菜、胡萝卜、西蓝花、菜花这类蔬菜，烹调或凉拌前先焯烫一下，口感更好，且更易于消化。注意焯水时间不要过长，以减少营养损失。

4. 选择凉拌、蒸、快炒的方法

凉拌菜少油、少盐，适合糖尿病患者食用。茄子、芦笋、西蓝花等蔬菜适合清蒸。各种蔬菜也可以大火快炒，既能保证蔬菜的种类，也能保证蔬菜的数量，但注意不要放太多油。

5. 炒好即食

炒的时候要急火快炒，减少加热造成的营养流失，炒好立即出锅。已经烹调好的蔬菜应尽快食用，现做现吃，避免反复加热，否则不但营养素会随着储存时间延长而流失，还可能增加亚硝酸盐的含量。

营养师有话说

先吃低碳水蔬菜

吃饭时，糖尿病患者可以先吃、适当多吃一些低碳水蔬菜，再吃其他食物，以延缓血糖上升。低碳水蔬菜包括黄瓜、丝瓜、彩椒、冬瓜、大白菜、菠菜、油菜、莴笋、茼蒿、生菜、番茄、西葫芦、绿豆芽、蘑菇、海带等，糖尿病患者可以适当多吃这些蔬菜，以避免吃太多主食。

高碳水蔬菜可替换主食

　　山药、莲藕、鲜豌豆、南瓜、芋头等食物中碳水化合物含量较高，不宜大量食用，食用这些蔬菜时应减少主食量。人们通常把土豆、红薯、南瓜等作为主食而非蔬菜。

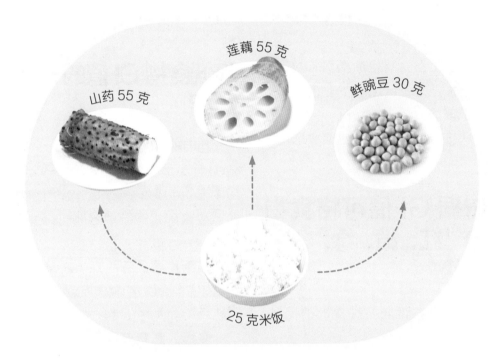

莲藕 55 克

山药 55 克

鲜豌豆 30 克

25 克米饭

专家答疑 家庭控血糖高频问题

糖尿病患者吃沙拉，如何选酱料

市面上销售的各种沙拉酱，无论是蛋黄酱、千岛酱还是甜沙拉酱，其油脂含量几乎都在 60%~80%，稍不注意就可能导致热量超标，而且沙拉酱普遍含盐量较高。其实沙拉酱可以有更健康的替代品，比如用酸奶或自制油醋汁（将醋、黑胡椒粉、盐、橄榄油按一定比例混匀即可）。

特别提醒:
低 GI 和低 GL 饮食是平稳血糖的好帮手

用食物血糖生成指数（GI）和食物血糖负荷（GL）合理安排膳食,对于调控血糖大有好处。因此,糖尿病患者在配餐时,建议多选用低GI 和低 GL 的食物。

依据 GI 值可将食物分"红、黄、绿"3个等级

GI 的高低与各种食物的消化、吸收和代谢有关。

高 GI 食物： GI ≥ 70（红）
中 GI 食物： 56 < GI < 69（黄）
低 GI 食物： GI ≤ 55（绿）

低 GI 食物在胃肠停留时间长,释放缓慢,葡萄糖进入血液后峰值低,下降速度慢。糖尿病患者应该尽量选择低 GI 的食物,对于控制血糖非常有益。而越精制的食物 GI 值越高,比如大米、面粉、土豆泥等均是高 GI 食物,平时要控制食用量。

降低食物GI值的5个妙招

粗粮不细做。 以面包为例,白面包GI为75,但掺入75%~80%大麦粒的面包G1为34,所以建议用粗制粉或掺入碎谷粒制成的面包代替白面包。

在厨房要"懒"点。 蔬菜能不切就不切,豆类能整粒吃就不要磨,直接食用食物的天然形式。

多摄入膳食纤维。 适当多食用魔芋、燕麦等高膳食纤维食物。

增加主食中的蛋白质含量。 一般小麦面条 GI 为 55,强化蛋白质的面条 GI 为 27。由此可见,增加主食中的蛋白质含量可以降低 GI 值。

急火煮,少加水。 食物加工时间越久,温度越高,水分越多,糊化就越彻底,GI 值也越高,升糖速度就越快。因此,烹饪时最好用急火,在熟透的前提下不要长时间煮炖。

高 GI 食物的 GL 值不一定高

食物血糖负荷（GL）是指特定食物所含碳水化合物的量（一般以克为计量单位）与其 GI 值的乘积，糖尿病患者宜选低 GL 饮食。

GL = GI × 碳水化合物含量（克）÷100

GL 判定标准：

GL ≥ 20 为高 GL 食物，表示对血糖影响很大

10 ≤ GL ≤ 19 为中 GL 食物，表示对血糖影响一般

GL < 10 为低 GL 食物，表示对血糖的影响很小

单纯以 GI 高低选择食物可能会让血糖控制产生偏差。例如西瓜的 GI 为 72，属于高 GI 食物，但每 100 克西瓜仅含碳水化合物 5.5 克，计算可得：GL=5.5×2×72÷100 ≈ 8，属于低 GL 食物，并没有想象中的那么可怕。

综合考虑 GI 和 GL 来安排饮食

糖尿病患者在选择食物和搭配一日三餐时，可以将 GI 和 GL 结合起来，这样能让配餐有利于减轻胰岛负荷，有效控制和稳定血糖。

常见食物 GI 与 GL 表								
食物	GI	GL	食物	GI	GL	食物	GI	GL
大米饭	90	23	香蕉	52	11	豆腐	32	1
南瓜	75	4	山药	51	6	柚子	25	2
胡萝卜	71	6	葡萄	43	4	芹菜	15	1
土豆	62	11	苹果	36	5	茄子	15	1
面条（小麦粉）	55	36	脱脂牛奶	32	2	番茄	15	1

注：以上 GI 数据部分来源于《中国食物成分表（第 6 版）》；GL 数据通过上述公式核算得出，用 100 克食材的碳水化合物含量来计算。

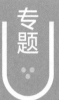

改变进餐顺序，延缓餐后血糖上升速度

不同食物所含的营养成分对血糖有不同影响，合理的进餐顺序能够抑制餐后血糖大幅升高。因此，调整进餐的顺序是控制餐后血糖简单易行的方法。

正确的进餐顺序

1 蔬菜优先

先吃蔬菜，因其含有较多的膳食纤维、水分，可增加饱腹感，减少其他食物的摄入，自然也就减少了热量的摄入。

2 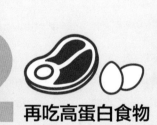 再吃高蛋白食物

鱼肉、鸡肉、大豆及其制品等富含优质蛋白，不仅可以增加肌肉量，还可以提高基础代谢率，而且蛋白质属于大分子物质，需较长时间消化（2~4小时），可延缓胃排空时间。

3  最后主食

之前进食的食物已为身体提供了一定的饱腹感，此时再吃主食，不仅有助于控制整顿饭的总热量，还能防止血糖骤升。

降低血糖波动

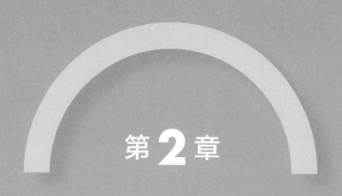

第 **2** 章

40 种稳糖控糖的高营养密度好食材

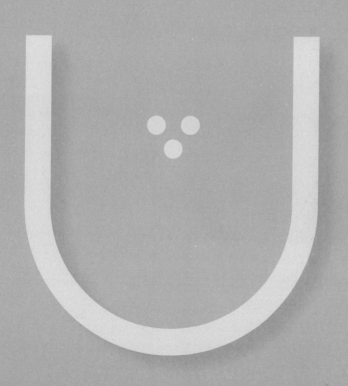

五谷杂粮

富含膳食纤维，通便降压护血管

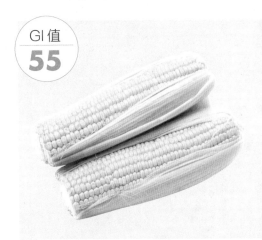

GI值
55

玉米 　强化胰岛功能

每 100 克玉米营养含量			
热量	脂肪	蛋白质	糖类
112 千卡	**1.2** 克	**4.0** 克	**22.8** 克

控糖关键营养素

☑ 膳食纤维　☑ 镁　☑ 谷胱甘肽

推荐用量：50 ～ 100 克 / 天　　稳血糖营养吃法：蒸、煮、做饼

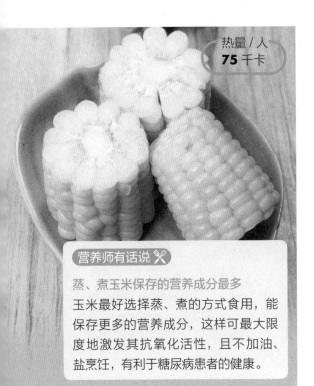

热量 / 人
75 千卡

营养师有话说 🍴

蒸、煮玉米保存的营养成分最多

玉米最好选择蒸、煮的方式食用，能保存更多的营养成分，这样可最大限度地激发其抗氧化活性，且不加油、盐烹饪，有利于糖尿病患者的健康。

蒸玉米 （主食）

材料　鲜玉米 200 克。

做法

1 将玉米去皮和须，洗净。
2 蒸锅置火上，倒入适量清水，玉米放入蒸屉蒸制，待锅中水开后再蒸 30 分钟即可。

注：

1. 本书中除了"便当"和针对"妊娠糖尿病患者"小节，其余所有食谱都是 3 人份。为方便照顾家里的糖尿病患者，每道食谱的热量及营养素按照 1 人份来计算。

2. 本书所有食谱的热量值不包含调料和植物油的热量，每 5 克植物油热量为 45 千卡。《中国居民膳食指南（2022）》主张，每人每天油的摄入量控制在 25~30 克。日常生活中，大家可以买控油壶自行掌握用油量。

玉米莲藕排骨汤 （汤品）

材料 猪排骨 300 克，玉米、莲藕各 150 克。

调料 姜片 3 克，料酒 2 克，盐 2 克，葱段适量。

做法

1 猪排骨洗净，切段，焯去血水；莲藕去皮，洗净，切片，焯水；玉米去皮和须，切段。

2 锅内注入适量清水，放入排骨段、莲藕片、玉米段、姜片、葱段、料酒，大火煮沸，改小火煲 2 小时至材料熟烂，加盐调味即可。

热量 / 人
375 千卡

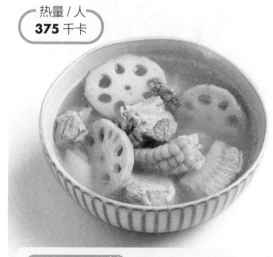

营养师有话说 🍴

玉米胚芽不要浪费
玉米胚芽含不饱和脂肪酸，有助于调控血糖，食用时应把胚芽全部吃掉。

玉米面发糕 （主食）

材料 面粉 250 克，玉米面 100 克，无核红枣 30 克，酵母 4 克。

做法

1 将玉米面放入容器中，一边倒入开水，一边用筷子搅拌至均匀；酵母用温水化开。

2 在搅好的玉米面中加入面粉，加水搅拌成黏稠的面糊，再放入酵母水拌匀；盖上保鲜膜，放在温暖的地方醒发至 2 倍大。

3 醒发后的面糊倒入刷好油的模具上，摆好红枣，放在蒸锅上大火烧开，转中火蒸 25 分钟即可。

4 将蒸熟的发糕出锅，稍微冷却，用刀切块即可。

热量 / 人
445 千卡

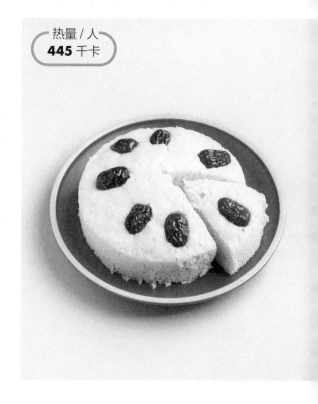

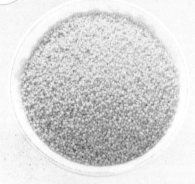

GI 值
71

小米 促进糖脂代谢，利尿，助眠

每 100 克小米营养含量			
热量	脂肪	蛋白质	糖类
361 千卡	**3.1** 克	**9.0** 克	**75.1** 克

控糖关键营养素

☑ **维生素 B$_1$**

推荐用量：50 克 / 天　　稳血糖营养吃法：蒸、煮

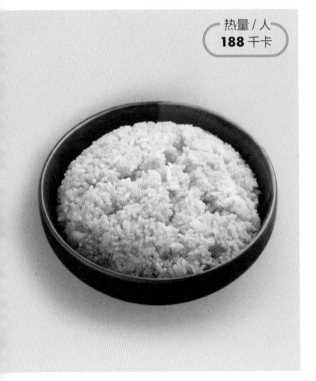

热量 / 人
188 千卡

二米饭 主食

材料　大米 100 克，小米 60 克。
做法
1 大米、小米混合淘洗干净，用水浸泡 20 分钟。
2 在电饭锅中加入适量清水，放入大米和小米，按下"蒸饭"键，跳键后即可。

营养师有话说

大米搭配小米，有助于控血糖
在做米饭时添上一把小米，小米中的维生素 B$_1$ 可参与糖类和脂肪的代谢，帮助葡萄糖转化为热量，降低 GI 值，从而有效控血糖。

杂粮馒头 (主食)

材料 小米面100克，黄豆面30克，面粉50克，酵母5克。

做法

1 将酵母用接近40℃的温水化开并调匀；小米面、黄豆面、面粉倒入容器中，慢慢加酵母水和适量清水搅拌均匀，揉成表面光滑的面团，醒发40分钟。

2 将醒发好的面团搓粗条，切成大小均匀的面剂子，逐个团成圆形，制成馒头生坯，放入烧开的蒸锅蒸15～20分钟即可。

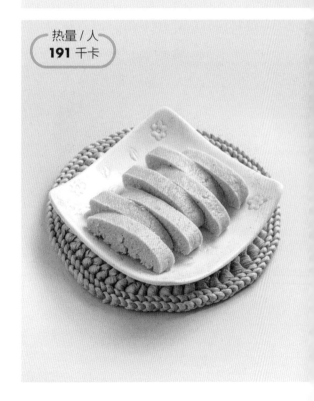

热量/人
222 千卡

营养师有话说 ✂

蒸馒头时用酵母有助于营养吸收
发酵馒头等主食时，添加碱会破坏小米中的维生素，造成营养流失。

小米面发糕 (主食)

材料 小米面100克，黄豆面50克，酵母适量。

做法

1 将小米面、黄豆面和酵母用温水调成糊状，醒发20分钟。

2 将盛面糊的碗放在蒸屉上，用大火将水烧开，转小火蒸30分钟至熟，取出凉凉，切块即可。

热量/人
191 千卡

营养师有话说 ✂

小米 + 黄豆，营养互补
小米的氨基酸中缺乏赖氨酸，而黄豆的氨基酸中富含赖氨酸，可以补充小米缺乏赖氨酸的不足，因此小米与黄豆混合食用可提升食物营养价值。

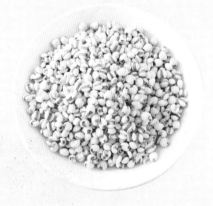

薏米　抑制氧自由基对胰岛 β 细胞的损伤

每 100 克薏米营养含量			
热量	脂肪	蛋白质	糖类
361 千卡	**3.3** 克	**12.8** 克	**71.1** 克

控糖关键营养素

☑ 薏苡仁酯　　☑ 膳食纤维

推荐用量：50 克／天　　稳血糖营养吃法：煮饭、煲汤

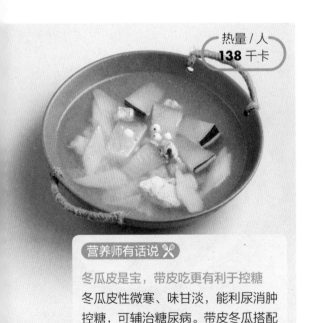

热量／人
138 千卡

营养师有话说 🍴

冬瓜皮是宝，带皮吃更有利于控糖
冬瓜皮性微寒、味甘淡，能利尿消肿
控糖，可辅治糖尿病。带皮冬瓜搭配
薏米和瘦肉煲汤，其利尿、控糖作用
更佳。

冬瓜薏米瘦肉汤　(汤品)

材料　薏米 50 克，冬瓜 200 克，猪
瘦肉 150 克。

调料　葱段、姜片各 10 克，盐、香油
各适量。

做法

1 薏米淘洗干净，浸泡 2 小时；冬瓜
去瓤和子，洗净，带皮切块；猪瘦
肉洗净，切块。

2 砂锅置火上，放入葱段、姜片、薏
米、瘦肉块和适量清水，大火烧开
后转小火煮 1 小时，加入冬瓜块煮
至透明，用盐调味，淋上香油即可。

南瓜薏米饭 (主食)

材料 南瓜 300 克，薏米 150 克，大米 100 克。

做法

1 南瓜洗净，切开，去皮和子，切小丁；薏米洗净，浸泡 2 小时；大米洗净。

2 大米、薏米、南瓜丁和适量开水放入电饭锅中，按下"煮饭"键，蒸至电饭锅提示米饭蒸好即可。

营养师有话说 ✗

薏米搭配南瓜，保护胰岛细胞

南瓜薏米饭中含有多糖和膳食纤维等，能减少氧自由基对胰岛细胞的损伤。

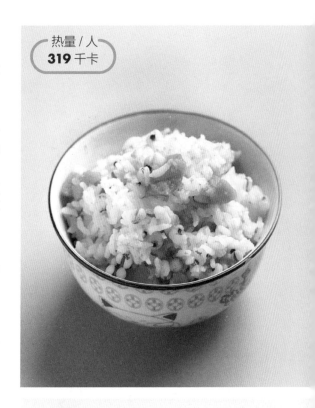

热量 / 人
319 千卡

薏米红豆糙米饭 (主食)

材料 大米 150 克，糙米、薏米各 75 克，红豆 30 克。

做法

1 大米、薏米、糙米、红豆分别淘洗干净，浸泡 2 小时。

2 将大米、薏米、糙米、红豆和适量开水放入电饭锅中，按下"煮饭"键，蒸至电饭锅提示米饭蒸好即可。

营养师有话说 ✗

如何做糙米饭更有利于控血糖

糙米、红豆、薏米尽量避免长时间浸泡并减少烹饪时间。

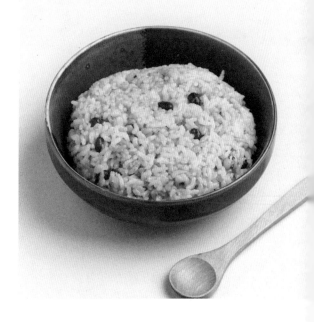

热量 / 人
382 千卡

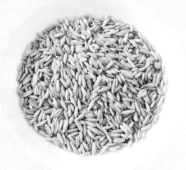

燕麦 延缓餐后血糖上升，护心脑

每 100 克燕麦营养含量			
热量	脂肪	蛋白质	糖类
377 千卡	**6.7** 克	**15.0** 克	**66.9** 克

控糖关键营养素

☑ **膳食纤维**　☑ **不饱和脂肪酸**

推荐用量：40 克 / 天　　稳血糖营养吃法：蒸、煮

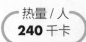

热量 / 人
240 千卡

奶香燕麦馒头 (主食)

材料　面粉 120 克，燕麦片 60 克，牛奶 90 克，酵母 2 克。

做法

1 将面粉、燕麦片、牛奶、酵母混合，加入适量水搅拌均匀，揉成光滑面团，待发酵至 2 倍大。

2 将发酵好的面团揉至光滑，搓成长条，切成大小均匀的剂子，放在蒸锅中，放置 20 分钟，开火，水沸后转小火蒸 20 分钟即可。

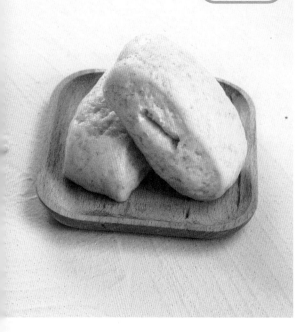

营养师有话说 🍴

燕麦 + 面粉 + 牛奶，补钙又控糖

燕麦有助于调节餐后血糖，牛奶富含钙，与面粉搭配食用有助于使餐后血糖保持稳定。

什锦燕麦饭 （主食）

材料　大米100克，燕麦50克，虾仁60克，西葫芦30克，洋葱、豌豆各20克。

调料　生抽5克，白胡椒粉少许。

做法

1. 大米洗净；燕麦洗净，浸泡4小时；将大米、燕麦和适量清水放入电饭锅煮熟，盛出。
2. 豌豆洗净，入沸水煮3分钟；虾仁洗净，挑去虾线，切丁，加白胡椒粉、少许油略腌；西葫芦、洋葱洗净，切丁。
3. 锅内倒油烧至七成热，放入虾仁、洋葱丁、西葫芦丁翻炒，炒至洋葱丁微透明，放入豌豆和燕麦饭，滴入生抽，翻炒片刻即可。

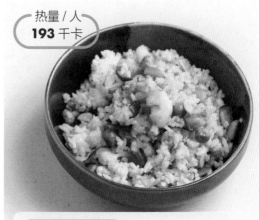

热量/人
193千卡

营养师有话说 🍴

米饭中加燕麦，控糖更有效

在米饭中加入了燕麦，不仅使米饭更有嚼劲，而且有助于稳定餐后血糖，增加饱腹感。另外，燕麦最好先泡再煮，口感更好。

凉拌燕麦面 （主食）

材料　燕麦粉100克，黄瓜150克。

调料　盐、香菜碎、蒜末、香油、醋各适量。

做法

1. 燕麦粉加适量水和成光滑的面团，醒20分钟后擀成薄面片，将面片切成细条后蘸干燕麦粉抓匀、抖开即成手擀面。
2. 将手擀面煮熟，捞出过凉；黄瓜洗净切丝。
3. 将黄瓜丝放在煮好的燕麦面上，加入盐、香菜碎、蒜末、香油、醋调味即可。

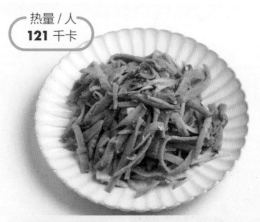

热量/人
121千卡

营养师有话说 🍴

燕麦 + 黄瓜，通便又控糖

燕麦粉中含有的不饱和脂肪酸等，可降低血胆固醇含量；黄瓜有利尿消肿的作用，可加快体内毒素的排出。二者搭配能够促排便、控糖。

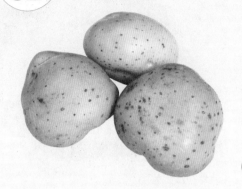

GI 值
62

土豆 高钾、高纤维，可替代部分主食

每 100 克土豆营养含量			
热量	脂肪	蛋白质	糖类
81 千卡	**0.2** 克	**2.6** 克	**17.8** 克

控糖关键营养素

☑ **膳食纤维**　☑ **钾**

推荐用量：50~100克/天　　稳血糖营养吃法：蒸、煮、清炒

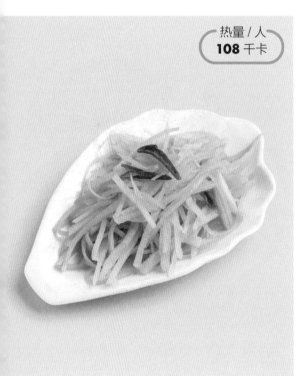

热量 / 人
108 千卡

醋熘土豆丝 （热菜）

材料　土豆 400 克。

调料　盐 2 克，醋、葱段各 10 克，花椒、干辣椒段各适量。

做法

1 土豆洗净去皮，切细丝，放入凉水中浸泡 5 分钟，沥干水分。

2 锅内放油烧热，放入花椒炸至表面开始变黑，捞出，放入干辣椒段、葱段、土豆丝翻炒，淋上醋，加盐调味即可。

营养师有话说 🍴

土豆搭配醋有助于控糖

醋的酸性可以减缓淀粉分解成糖的速度，因此加醋炒制土豆会使土豆更脆嫩，且更有利于控糖。

黑胡椒小土豆 主食

材料 小土豆200克。

调料 盐、黑胡椒粒、蒜末、孜然粉、花椒粉各适量。

做法

1 小土豆洗净、削皮，放入加盐的沸水中煮熟，捞出沥干，压扁，放入平底锅中煎至两面金黄，盛出。

2 继续用平底锅，小火烧热，放入蒜末、盐、黑胡椒粒、孜然粉、花椒粉炒香，撒在土豆上即可。

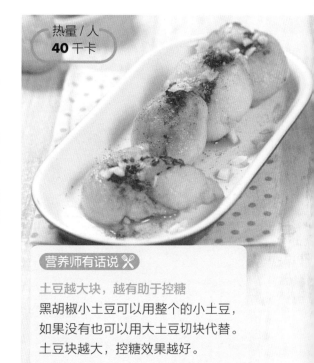

热量/人
40千卡

营养师有话说

土豆越大块，越有助于控糖
黑胡椒小土豆可以用整个的小土豆，如果没有也可以用大土豆切块代替。土豆块越大，控糖效果越好。

土豆饼 主食

材料 土豆300克，鸡蛋2个（100克），面粉150克。

调料 盐2克，葱花、花椒粉各适量。

做法

1 土豆洗净，去皮，切成丝。

2 把土豆丝、葱花和适量面粉放入料理盆中，加入鸡蛋，撒盐、花椒粉，再加适量水搅拌均匀，制成面糊。

3 锅中倒油烧热，放入面糊，小火慢煎至两面金黄即可。

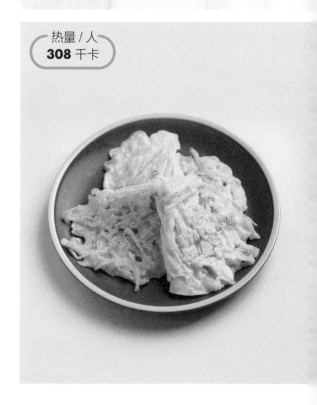

热量/人
308千卡

营养师有话说

土豆可置换主食，对控糖更有益
用土豆置换主食，比如吃200克土豆就少吃50克主食，这样可以有效控制血糖。

GI 值
77

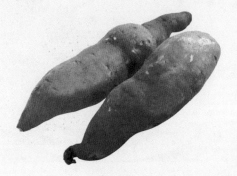

红薯　有助于延缓脂肪吸收

每 100 克红薯营养含量			
热量	脂肪	蛋白质	糖类
61 千卡	**0.2** 克	**0.7** 克	**15.3** 克

控糖关键营养素

☑ **膳食纤维**

推荐用量：50~100克/天　　稳血糖营养吃法：蒸、煮

热量 / 人
81 千卡

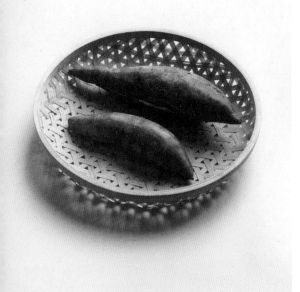

蒸红薯　主食

材料　红薯 400 克。
做法
1 红薯洗净备用。
2 锅中放入凉水，将红薯放入蒸笼，开大火蒸 10 分钟后，改用小火蒸 10 分钟，再大火蒸到红薯可以轻松插入筷子即可。

营养师有话说 🍴

红薯带皮蒸，能减少营养素流失
蒸红薯时，将外皮洗净带皮蒸，可以减少营养素流失。而且红薯皮相比红薯心所含维生素和膳食纤维更多，吃的时候带皮吃，更有助于控血糖。

南瓜红薯馒头 （主食）

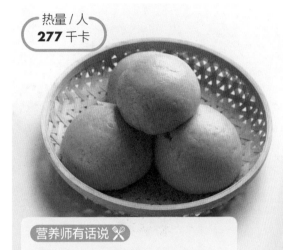

热量/人
277 千卡

材料 南瓜、红薯各100克，面粉200克，酵母适量。

做法

1 南瓜洗净，削皮去子，切成块；红薯洗净，削皮切块，与南瓜块一起放入蒸锅内蒸熟，压成泥；将酵母用温水化开。

2 南瓜红薯泥中加入面粉、酵母水一起揉成团，醒发至2倍大，再加入适量干面按揉，排出空气，做成馒头生坯，二次醒发后，放入蒸锅蒸15分钟即可。

营养师有话说 🍴

红薯+南瓜+面粉，延缓血糖升高
红薯中的膳食纤维可以延缓和减少食物中脂肪和碳水化合物的吸收，搭配南瓜，不仅有助于控血糖，而且营养丰富，更加美味。

红薯红豆汤 （汤品）

热量/人
97 千卡

材料 红薯150克，红豆50克。

做法

1 红薯洗净，去皮，切块；红豆洗净，浸泡4小时。

2 锅置火上，放入红豆，加入适量清水，大火煮开后转小火煮30分钟，再放入红薯块煮熟即可。

营养师有话说 🍴

红薯叶不要扔，利尿、控糖效果好
红薯叶富含膳食纤维和钾，有调节免疫力、控糖等功效。红薯叶可炒食，也可搭配冬瓜炖汤，营养美味又控糖。

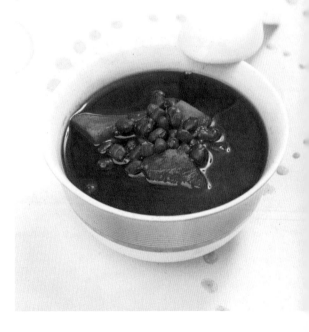

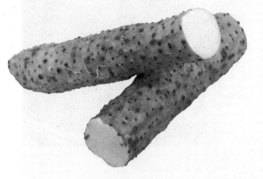

山药　控制餐后血糖骤升

每 100 克山药营养含量			
热量	脂肪	蛋白质	糖类
57 千卡	**0.2** 克	**1.9** 克	**12.4** 克

控糖关键营养素

☑ **黏液蛋白**　　☑ **膳食纤维**

推荐用量：50~100克/天　　稳血糖营养吃法：清炒、蒸、煮

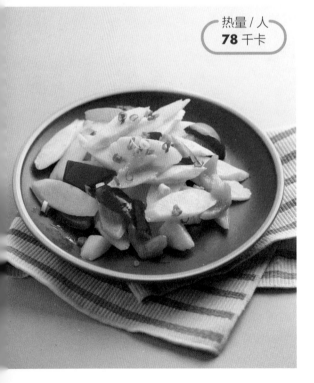

热量 / 人
78 千卡

彩椒炒山药　（热菜）

材料　山药 300 克，红彩椒、黄彩椒
　　　各 100 克。

调料　葱花、盐各适量。

做法

1 山药洗净，削皮切片，焯熟；红、
　黄彩椒洗净，切成小片。

2 锅内倒油烧热，爆香葱花，放彩椒
　片翻炒均匀，倒入山药片翻炒，加
　盐调味即可。

营养师有话说 🍴

将山药焯熟，能够减少吸油量

山药焯水时间不宜过长，这样有助于保
持山药的清脆口感，而且山药焯水后再
炒，可以减少吸油量。

山药寿司 （主食）

材料 山药300克，胡萝卜100克，寿司海苔1片。

调料 寿司酱油适量。

做法

1 山药洗净去皮后放入蒸锅内蒸熟，捣成泥状。

2 胡萝卜洗净去皮，切末，加入山药泥中拌匀。

3 取寿司帘，将海苔平铺在寿司帘上，取适量山药胡萝卜泥铺在海苔上，从寿司帘一端慢慢卷起来，尽量卷紧。

4 用刀将山药卷切成大小一致的小段，蘸寿司酱油食用即可。

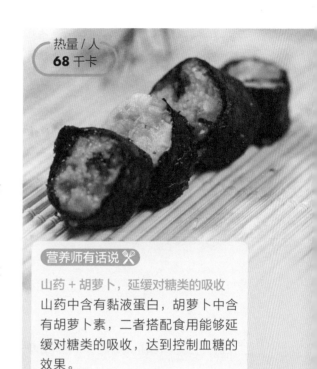

热量 / 人
68 千卡

营养师有话说 🍴

山药 + 胡萝卜，延缓对糖类的吸收

山药中含有黏液蛋白，胡萝卜中含有胡萝卜素，二者搭配食用能够延缓对糖类的吸收，达到控制血糖的效果。

奶香山药松饼 （主食）

材料 山药100克，牛奶、面粉各50克，鸡蛋1个（50克）。

做法

1 山药洗净，去皮，切段；鸡蛋打散。

2 将山药段放在蒸锅中蒸熟，取出，放入少许牛奶，压成山药泥。

3 在山药泥中加入面粉、牛奶、鸡蛋液搅拌成面糊。

4 平底锅小火加热，将面糊用小勺舀至锅内，摊成小圆饼，煎至两面金黄即可。

营养师有话说 🍴

山药搭配面粉，饱腹又控糖

将山药配面粉蒸食代替主食，能够延缓血糖上升速度。

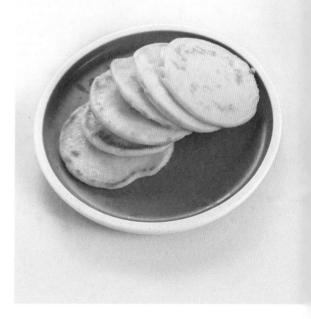

热量 / 人
113 千卡

蔬菜 对稳定餐后血糖水平有一定作用

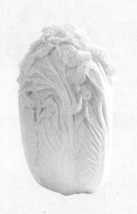

大白菜 减缓餐后血糖上升的速度

每 100 克大白菜营养含量			
热量	脂肪	蛋白质	糖类
20 千卡	**0.2** 克	**1.6** 克	**3.4** 克

控糖关键营养素

☑ 膳食纤维   ☑ 维生素 C

推荐用量：100 克/天　　稳血糖营养吃法：凉拌、炒食、做汤

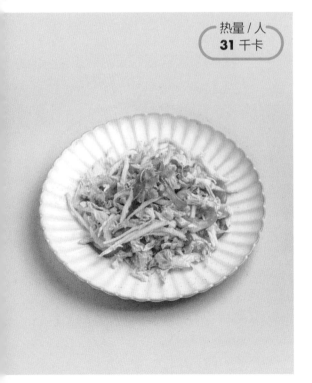

热量/人
31 千卡

白菜心拌海蜇 凉菜

材料　大白菜心 300 克，海蜇皮 100 克。
调料　蒜泥、盐、醋、香菜段各适量，香油 2 克。

做法

1 海蜇皮放冷水中浸泡，洗净，切细丝；大白菜心洗净，切丝。

2 海蜇皮丝和大白菜丝一同放入盘中，加蒜泥、盐、醋、香油拌匀，撒上香菜段即可。

营养师有话说 🍴

凉拌菜加点醋，控糖效果更好
拌菜时加点醋，既可增加菜肴的美味，又可减少用盐量，更有利于稳定血糖和血压。

醋熘大白菜 （热菜）

材料 白菜帮 400 克。

调料 盐 2 克，葱丝、姜丝、蒜末、醋各适量。

做法

1 白菜帮洗净，切粗条。

2 锅内倒油烧热，爆香葱丝、姜丝、蒜末，倒入白菜条翻炒至白菜变软。

3 放盐和醋翻炒均匀即可。

营养师有话说 ✖

急火快炒，味道更佳且更控糖

熘白菜时宜急火快炒，不仅保留脆爽的口感，还能减少膳食纤维和维生素 C 的流失，控糖效果更佳。

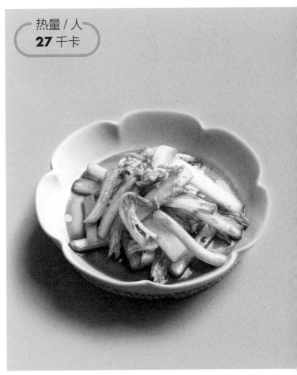

热量 / 人
27 千卡

板栗烧白菜 （热菜）

材料 大白菜 300 克，板栗 100 克。

调料 盐 2 克。

做法

1 大白菜洗净，切段；板栗煮熟，剥壳取肉。

2 另取锅倒油烧热，放大白菜段煸炒，加盐、板栗肉和清水，烧开，焖 5 分钟即可。

营养师有话说 ✖

大白菜 + 板栗，营养控糖又美味

大白菜富含维生素 C、膳食纤维，板栗可替代部分主食，二者搭配，美味又控糖。

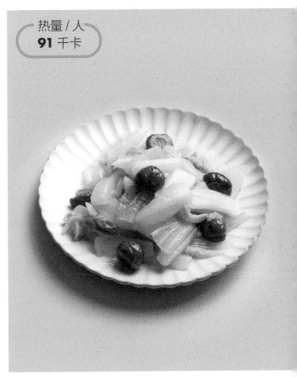

热量 / 人
91 千卡

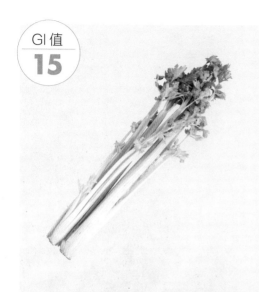

GI 值
15

芹菜 促进胃排空，帮助控血糖

每 100 克芹菜营养含量			
热量	脂肪	蛋白质	糖类
13 千卡	**0.2** 克	**0.4** 克	**3.1** 克

控糖关键营养素

☑ **膳食纤维**

推荐用量：100~150 克/天　　稳血糖营养吃法：凉拌、炒食

热量/人
40 千卡

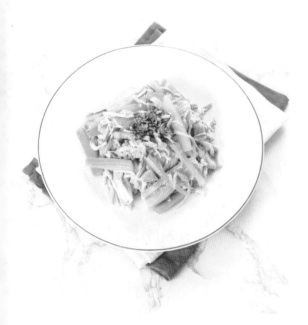

芹菜拌鸡丝 （凉菜）

材料 芹菜 200 克，鸡胸肉 60 克，干腐竹 5 克。

调料 盐 2 克，蒜蓉、香油适量。

做法

1 腐竹泡发洗净，切段，煮熟，捞出，沥干水分；芹菜择洗干净，切段，焯熟捞出，沥干水分；鸡胸肉冲洗干净，煮熟冷却，撕成细丝。

2 芹菜段、鸡丝、腐竹段放入盘中，放入蒜蓉、盐、香油拌匀即可。

营养师有话说 🍴

清脆爽口，补钙又控糖

腐竹搭配鸡胸肉，有助于补充钙、蛋白质、B 族维生素，与富含膳食纤维的芹菜一起食用，饱腹感强，帮助稳控血糖。

芹菜炒绿豆芽 （热菜）

材料 绿豆芽 300 克，芹菜 200 克。

调料 醋 10 克，蒜末、葱花、姜丝各 5 克，盐 3 克。

做法

1 绿豆芽洗净，沥干；芹菜择洗干净，切长段。

2 锅内倒油烧至七成热，放入葱花、姜丝和蒜末爆香，倒入芹菜段翻炒均匀，片刻后加入绿豆芽。

3 待绿豆芽炒至透明，加盐，出锅前倒入醋调味即可。

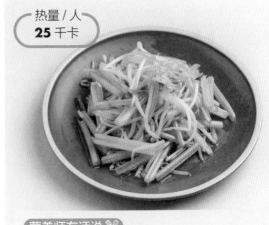

热量 / 人
25 千卡

营养师有话说 🍴

芹菜 + 绿豆芽，控制血糖上升

芹菜和绿豆芽都富含膳食纤维，二者搭配能起到润肠通便、消肿利尿的作用，且能够帮助糖尿病患者控制餐后血糖上升。

芹菜炒百合 （热菜）

材料 芹菜 300 克，新鲜百合 30 克。

调料 盐 2 克。

做法

1 芹菜洗净，切段，放入加了盐的沸水中焯烫捞出；百合洗净，焯烫 10 秒捞出。

2 锅内倒油烧热，放入芹菜段、百合翻炒，加盐调味即可。

热量 / 人
30 千卡

营养师有话说 🍴

芹菜的嫩叶不要扔掉

芹菜叶含有胡萝卜素和维生素 C，别丢弃，可以焯烫一下凉拌，也可以加鸡蛋炒，都是美味控糖的健康吃法。

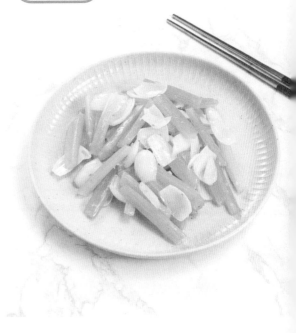

GI 值
15

生菜 促进胰岛素分泌

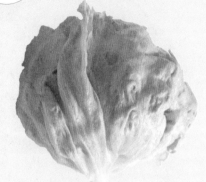

每 100 克生菜营养含量			
热量	脂肪	蛋白质	糖类
12 千卡	**0.4** 克	**1.6** 克	**1.1** 克

控糖关键营养素

☑ **膳食纤维**

推荐用量：100克/天　　稳血糖营养吃法：生吃、凉拌、炒食

热量 / 人
37 千卡

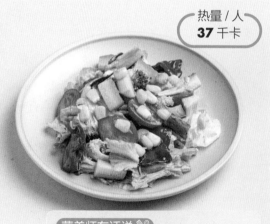

营养师有话说 🍴✂

生菜手撕后加油醋汁更有助控血糖
生菜洗后用手撕成片，吃起来会比刀切的口感更佳，且大片的生菜控糖效果更好。做沙拉时将热量高的蛋黄酱或千岛酱换成油醋汁，清爽、热量低。

生菜沙拉 （凉菜）

材料　生菜 200 克，黄瓜、紫甘蓝、西蓝花、圣女果各 50 克，玉米粒适量。

调料　油醋汁适量。

做法

1 生菜、紫甘蓝洗净，撕成大片；西蓝花洗净，掰朵，焯熟；玉米粒洗净，焯熟；黄瓜洗净，切块；圣女果洗净，切片。

2 所有材料放盘中，浇上油醋汁拌匀即可。

蚝油生菜 （热菜）

材料　生菜 300 克。

调料　蚝油、葱末、姜末、蒜末各适量。

做法

1　生菜洗净，撕成大片，焯熟，控水，盛盘。

2　油锅烧热，爆香葱末、蒜末、姜末，放蚝油和水烧开，浇盘中即可。

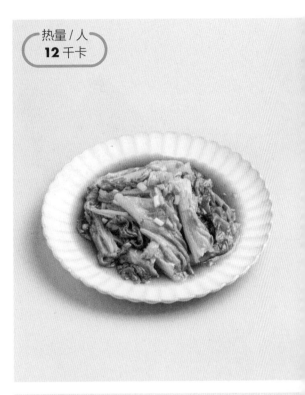

热量 / 人
12 千卡

营养师有话说 ✎

生菜先洗后撕营养保存更多

生菜中含有维生素 C 和钾、钙等矿物质，清洗之前不要撕，要先洗后撕，用水轻轻冲洗就好，以免营养流失。

蒜蓉生菜 （热菜）

材料　生菜 300 克，大蒜 20 克。

调料　葱末、姜末、生抽各适量。

做法

1　大蒜洗净，去皮，切末；生菜洗净，撕成大片，焯熟，控水，盛盘。

2　锅内倒油烧热，爆香葱末、蒜末、姜末，放生抽和少许水烧开，浇盘中即可。

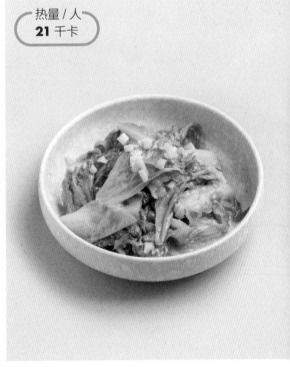

热量 / 人
21 千卡

营养师有话说 ✎

生菜 + 大蒜，控糖助消化

生菜中富含膳食纤维，焯水后与含有大蒜素的大蒜搭配食用，有助于促进胰岛素的分泌。

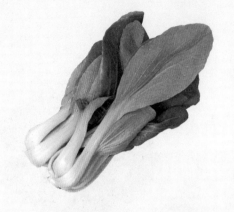

油菜　有助于稳定血糖

每 100 克油菜营养含量			
热量	脂肪	蛋白质	糖类
14 千卡	**0.5** 克	**1.3** 克	**2.0** 克

控糖关键营养素

☑ 膳食纤维　☑ 钙　☑ 胡萝卜素

推荐用量：100克/天　　稳血糖营养吃法：凉拌、炒食

热量/人
23 千卡

油菜拌木耳　凉菜

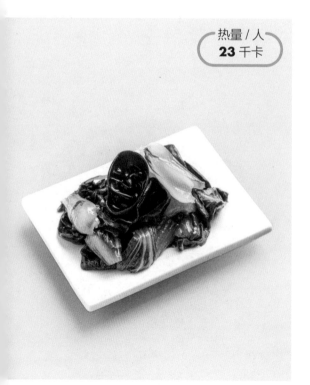

材料 油菜 300 克，水发木耳 100 克。
调料 生抽、香油各适量。

做法

1 油菜洗净，切段；水发木耳洗净，撕小朵。

2 将油菜段、木耳分别焯熟、沥干，加生抽、香油拌匀即可。

营养师有话说 🍴

减少烹饪时间，保留更多营养，更利于控糖

油菜中含有丰富的钙、胡萝卜素等营养素，可抗氧化。在焯油菜时，一般焯烫1分钟即可捞出过凉，这样能保持其鲜脆，也更有利于控血糖。

香菇油菜 (热菜)

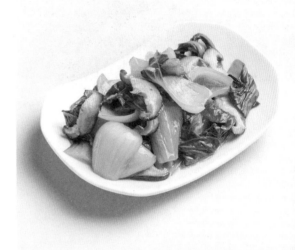

热量 / 人
34 千卡

材料 油菜 450 克，鲜香菇 150 克。
调料 盐适量。
做法

1 香菇洗净，切片，焯水沥干；油菜
  择洗干净，焯水，捞出切段。
2 锅内倒油烧热，加入油菜段和香菇
  片翻炒，加盐调味即可。

> **营养师有话说** ✂
>
> 香菇搭配油菜，降低胆固醇的吸收
> 油菜中的膳食纤维，与含有多糖的香菇
> 一起炒制，能够降低胆固醇的吸收，利
> 于控糖。

油菜炒瘦肉片 (热菜)

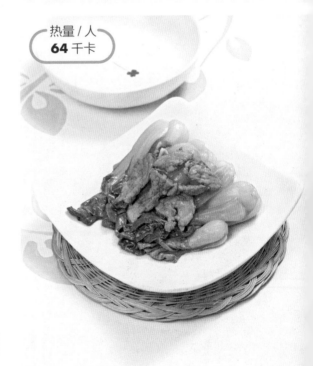

热量 / 人
64 千卡

材料 油菜 350 克，猪瘦肉 100 克。
调料 蒜片、生抽、盐各适量。
做法

1 油菜去蒂，洗净；猪瘦肉洗净，切
  片，放入冷水锅中煮熟。
2 锅置火上，倒油烧至六成热，放入
  蒜片爆香，放入肉片，倒入生抽，
  翻炒片刻，放入油菜继续翻炒，最
  后加入盐调味即可。

> **营养师有话说** ✂
>
> 油菜 + 猪瘦肉，营养均衡又美味
> 瘦肉先煮一下，能减少用油量，进而
> 减少对脂肪的摄入。油菜和猪瘦肉搭
> 配，能为糖尿病患者补充蛋白质和维
> 生素，使营养更均衡。

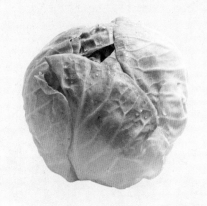

圆白菜 调节血糖和血脂

每 100 克圆白菜营养含量			
热量	脂肪	蛋白质	糖类
24 千卡	**0.2** 克	**1.5** 克	**4.6** 克

控糖关键营养素

☑ **维生素 C**

推荐用量：100克/天　　稳血糖营养吃法：凉拌、炒食

热量 / 人
24 千卡

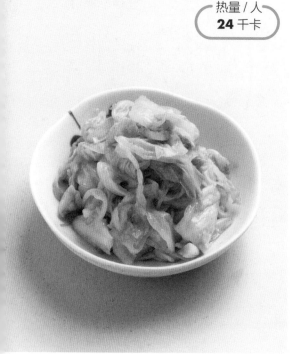

手撕圆白菜 (热菜)

材料　圆白菜 300 克。

调料　生抽、大蒜各适量。

做法

1 圆白菜洗净，用手撕成片；大蒜洗净，去皮，拍碎。

2 锅中放油烧热，下蒜末煸出香味，放入圆白菜片，炒软后加生抽，翻炒均匀即可。

营养师有话说 🍴

手撕圆白菜能够保留更多营养素，控糖更有效

圆白菜富含维生素 C，可促进胰岛素分泌，有助于血糖的稳定。推荐用手撕的方法，能减少细胞壁破坏导致的营养素流失，控糖效果更好。

圆白菜炒番茄 （热菜）

材料　圆白菜150克，番茄100克，
　　　柿子椒50克。
调料　蒜片适量，十三香、盐、醋各
　　　2克。
做法
1　圆白菜洗净，切丝；番茄洗净，切
　　块；柿子椒洗净，去蒂及子，切条。
2　锅内倒油烧热，放入蒜片炒香，再
　　放入圆白菜丝、番茄块、柿子椒条
　　翻炒至熟，加盐、十三香、醋调味
　　即可。

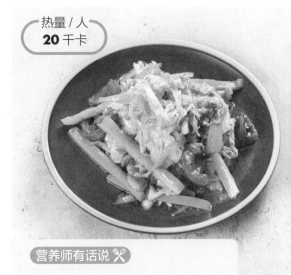

热量／人
20 千卡

营养师有话说 ✗

圆白菜＋番茄，有助于调节血糖
圆白菜和番茄搭配食用能促进胰岛素
分泌，减少对胰岛细胞及胰岛素受体
的损害，更有利于控糖。

圆白菜炒肉 （热菜）

材料　圆白菜300克，猪瘦肉150克。
调料　酱油、葱丝、姜丝各适量。
做法
1　猪瘦肉洗净，切成薄片，焯水后备
　　用；圆白菜洗净，撕成小片。
2　锅内放油烧热，加入葱丝、姜丝爆
　　香，放入肉片煸炒，再放入圆白菜
　　片，大火快炒至熟，出锅前放酱油
　　炒匀即可。

营养师有话说 ✗

圆白菜＋猪瘦肉，营养丰富且稳定血糖
圆白菜炒肉既能补充蛋白质，又能控
制餐后血糖。

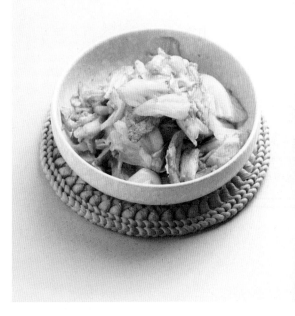

热量／人
96 千卡

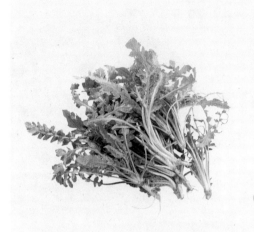

荠菜 通便，明目，控糖

每 100 克荠菜营养含量			
热量	脂肪	蛋白质	糖类
31 千卡	**0.4** 克	**2.9** 克	**4.7** 克

控糖关键营养素

☑ 膳食纤维 ☑ 钙

推荐用量：50～100克/天   稳血糖营养吃法：炒食、做馅

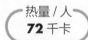

热量 / 人
72 千卡

荠菜炒鸡蛋 （热菜）

材料 荠菜 250 克，鸡蛋 2 个。
调料 盐 2 克。
做法

1 荠菜洗净，焯水，剁碎；鸡蛋打散，搅匀。

2 锅内倒油烧至五成热，倒入搅好的蛋液炒熟，放入荠菜碎和盐翻炒至熟即可。

营养师有话说 🍴

荠菜搭配鸡蛋，补钙且控糖
荠菜富含膳食纤维，可促进肠蠕动，有助于辅助调理糖尿病。搭配鸡蛋，更能补充蛋白质，营养又美味。

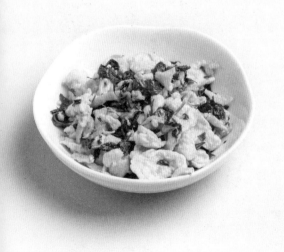

荠菜炒鸡片 （热菜）

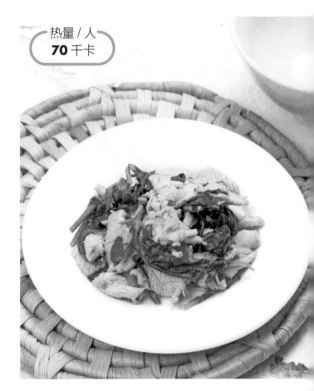

热量/人
70 千卡

材料 荠菜 300 克，鸡胸肉 100 克。
调料 葱花、姜末各 5 克，盐 3 克。
做法

1 荠菜择洗干净；鸡胸肉洗净，切片。
2 锅置火上，倒入植物油，待油温烧至七成热，炒香葱花和姜末，放入鸡片煸熟，倒入荠菜炒熟，用盐调味即可。

营养师有话说 🍴

荠菜搭配鸡胸肉，更有益于控制血糖
荠菜和鸡胸肉都含有丰富的钙，二者搭配食用更有助于促进胰岛素的正常分泌，维持血糖稳定。

荠菜虾仁馄饨 （主食）

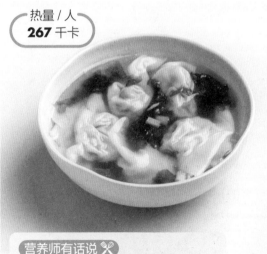

热量/人
267 千卡

材料 馄饨皮 200 克，鸡蛋 2 个，虾仁 30 克，荠菜 300 克，紫菜 2 克。
调料 生抽 8 克，香油 3 克，盐、葱花各适量。
做法

1 鸡蛋打散，炒成块，盛出；虾仁洗净，去虾线，切碎；荠菜洗净，焯水，切末；紫菜撕碎。
2 在鸡蛋中加荠菜末、虾仁碎、生抽、香油拌匀，制成馅料；取馄饨皮，包入馅料，做成馄饨生坯。
3 锅内加水烧开，倒碗中，放紫菜碎、盐、香油，调成汤汁。另起锅，加清水烧开，下入馄饨生坯煮熟，捞入碗中，撒上葱花即可。

营养师有话说 🍴

荠菜与虾仁做馅，控糖、明目
荠菜所含的胡萝卜素有益于预防糖尿病合并眼病，而虾仁中富含蛋白质，二者搭配食用，明目又控糖。

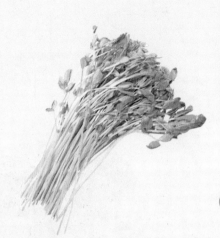

豌豆苗　清热，明目

每 100 克豌豆苗营养含量			
热量	脂肪	蛋白质	糖类
32 千卡	**0.8** 克	**4.8** 克	**2.6** 克

控糖关键营养素

☑ **维生素 C**　　☑ **膳食纤维**

推荐用量：50~100克/天　　稳血糖营养吃法：凉拌、炒食、做汤

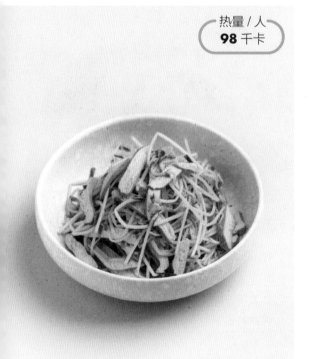

热量 / 人
98 千卡

香干拌豌豆苗　(凉菜)

材料　豌豆苗 300 克，香干 100 克。
调料　生抽 3 克，香油 2 克。
做法

1　豌豆苗洗净，入锅中略焯捞出，沥干备用；香干洗净切丝，入沸水中焯一下，沥干放凉。

2　将豌豆苗和豆腐干丝放入盆中，加入生抽、香油拌匀即可。

营养师有话说 🍴

焯烫一下可减少用油量，利于控糖
将豌豆苗用沸水焯烫一下，可以减少用油量，从而减少对脂肪的吸收，且只需放少量香油就可以起到提香的效果，控糖效果也更佳。

肉丝炒豌豆苗 （热菜）

材料 豌豆苗400克，猪瘦肉100克。

调料 葱段、姜片、蒜片各3克，生抽、料酒、盐各适量。

做法

1 豌豆苗洗净；猪瘦肉洗净，切丝，加入生抽、料酒腌15分钟。

2 锅内倒油烧至六成热，倒入葱段、姜片、蒜片炒香，放肉丝翻炒，加入豌豆苗翻匀，用盐调味即可。

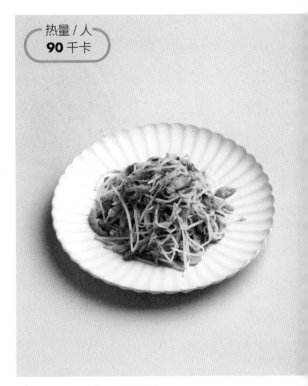

热量/人
90千卡

营养师有话说 ✗

猪瘦肉 + 豌豆苗，能够平衡血糖

肉丝炒豌豆苗富含膳食纤维、优质蛋白、维生素C等，能帮助糖尿病患者提高身体代谢、稳定血糖水平。

豌豆苗鸡蛋汤 （汤品）

材料 豌豆苗200克，鸡蛋1个。

调料 葱花适量，盐、香油各2克。

做法

1 豌豆苗择洗干净；鸡蛋洗净，磕入碗内，搅成蛋液。

2 锅置火上，加适量清水烧沸，放入豌豆苗、葱花搅拌均匀。

3 待锅内的汤汁再次沸腾，淋入蛋液搅成蛋花，用盐和香油调味即可。

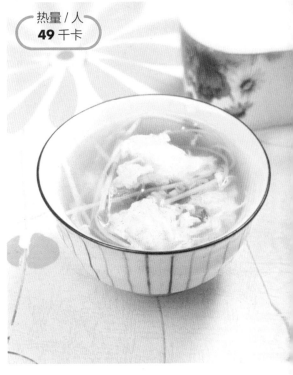

热量/人
49千卡

营养师有话说 ✗

豌豆苗做汤，口感清香且更控糖

豌豆苗属于低糖蔬菜，搭配鸡蛋做汤更能体现其爽口清香的特色，还有助于缓解糖尿病患者出现的口渴症状，利于控糖。

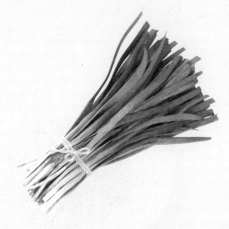

韭菜 润肠通便，控血糖

每100克韭菜营养含量			
热量	脂肪	蛋白质	糖类
25 千卡	**0.4** 克	**2.4** 克	**4.5** 克

控糖关键营养素

☑ 膳食纤维　　☑ 含硫化合物

推荐用量：50～100克/天　　稳血糖营养吃法：炒食、凉拌

热量/人
23 千卡

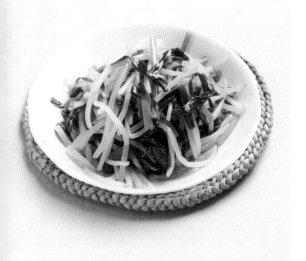

韭菜拌豆芽 （凉菜）

材料　绿豆芽200克，韭菜150克。
调料　生抽、醋、香油各适量。
做法

1 绿豆芽洗净掐头、掐尾；韭菜择洗干净，切成段。

2 将韭菜段、绿豆芽焯熟，捞出沥干，放入生抽、醋、香油拌匀即可。

营养师有话说 🍴

韭菜拌豆芽，清心除烦且有效控糖
韭菜中所含的膳食纤维和含硫化合物具有促进血液循环、控血糖的作用，配以绿豆芽凉拌食用，不仅有利于控糖，还能保持其清心除烦的特点。

韭菜炒鸡蛋 （热菜）

材料 韭菜 300 克，鸡蛋 3 个。

调料 盐适量。

做法

1. 韭菜择洗干净，沥干水分，切段，放入大碗内，磕入鸡蛋，放盐搅匀。
2. 锅内倒油烧至六成热，倒入韭菜鸡蛋液炒熟即可。

营养师有话说

韭菜炒鸡蛋，营养全面，而且控糖效果好
韭菜富含膳食纤维，可以减少热量吸收，有利于控血糖。搭配鸡蛋，营养更全面。此外，将鸡蛋液打入韭菜段内，直接放入锅中炒制，能减少用油量。

热量 / 人
94 千卡

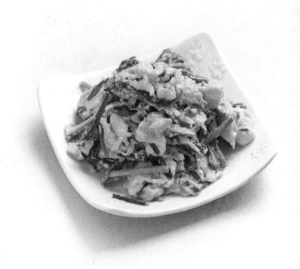

核桃仁炒韭菜 （热菜）

材料 韭菜 300 克，核桃仁 30 克。

调料 盐适量。

做法

1. 韭菜择洗干净，切段。
2. 锅中油烧热，下韭菜段，加盐炒匀，倒入核桃仁翻炒几下即可。

营养师有话说

核桃仁 + 韭菜，通便控糖更有效
韭菜中所含的膳食纤维搭配核桃中的多不饱和脂肪酸，不仅能够润肠通便，还有助于平稳血糖。

热量 / 人
90 千卡

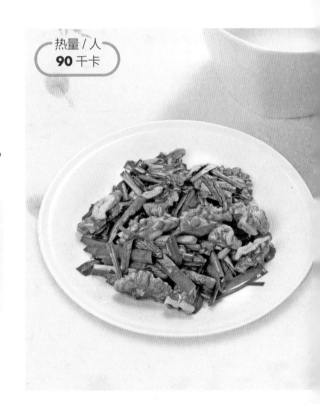

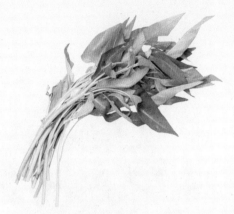

空心菜 改善2型糖尿病症状

每 100 克空心菜营养含量			
热量	脂肪	蛋白质	糖类
19 千卡	**0.2** 克	**2.2** 克	**4.0** 克

控糖关键营养素

☑ 膳食纤维　　☑ 维生素C

☑ 胡萝卜素

推荐用量：50~100克/天　　稳血糖营养吃法：凉拌、炒食

热量/人
19 千卡

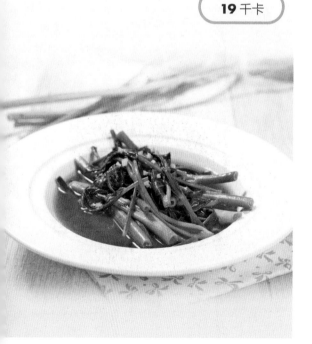

酸汤空心菜 （热菜）

材料　空心菜 300 克。

调料　醋、姜末、生抽、香油各适量。

做法

1　空心菜洗净，切长段。

2　锅中加少量清水烧沸，放入姜末、盐、醋、生抽，放入空心菜，待颜色变绿、断生便盛出，滴几滴香油即可。

营养师有话说

酸汤空心菜，开胃又控糖

空心菜能为糖尿病患者提供丰富的维生素C 等，搭配醋更能促进空心菜中营养物质的吸收，既开胃又控糖。

蒜香空心菜 (热菜)

材料　空心菜 300 克，大蒜 20 克。
调料　盐 2 克。

做法

1. 空心菜择洗干净，切成段；大蒜去皮，洗净，剁成末。
2. 锅内倒油烧热，下入蒜末爆香，放入空心菜段大火翻炒，加盐调味即可。

营养师有话说 ✗

空心菜和大蒜，更能促进胰岛素的分泌
空心菜富含膳食纤维，搭配富含大蒜素的大蒜同炒，有助于促进胰岛素的分泌。

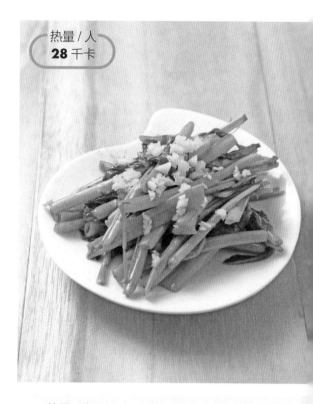

热量 / 人
28 千卡

玉米粒炒空心菜 (热菜)

材料　空心菜 300 克，玉米粒 100 克，柿子椒 50 克。
调料　盐 2 克，葱花、姜末、蒜末各适量。

做法

1. 空心菜洗净，焯烫，沥干，切段；柿子椒洗净，去蒂及子，切丁。
2. 锅内倒油烧热，爆香姜末、蒜末，倒玉米粒、空心菜段、柿子椒丁炒熟，加盐调匀，撒上葱花即可。

营养师有话说 ✗

空心菜大火快炒，营养又美味
空心菜先焯烫，既能保持口感，又能减少草酸含量。

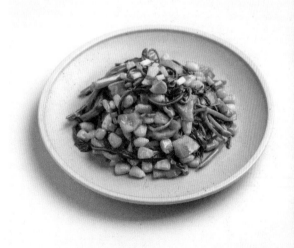

热量 / 人
57 千卡

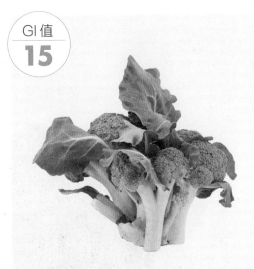

GI值
15

西蓝花 提高胰岛素敏感性

每 100 克西蓝花营养含量			
热量	脂肪	蛋白质	糖类
27 千卡	**0.6** 克	**3.5** 克	**3.7** 克

（控糖关键营养素）

☑ 膳食纤维　☑ 铬

推荐用量：50~100克/天　　稳血糖营养吃法：炒食、凉拌

热量/人
36 千卡

双色菜花 （热菜）

材料　西蓝花、菜花各 200 克。

调料　蒜片、盐各适量。

做法

1 西蓝花和菜花洗净，掰成小朵，放入加了盐的沸水中焯烫，捞出过凉备用。

2 锅中倒油烧热，加入蒜片爆香，放入焯好的西蓝花和菜花，加盐，翻炒均匀即可。

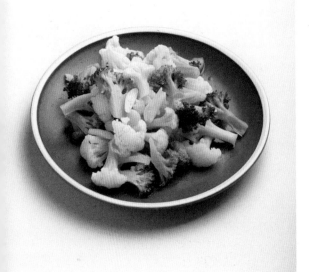

（营养师有话说 🍴）

双色菜花，能够提高胰岛功能

双色菜花富含铬、膳食纤维、维生素 C 等，能帮助提高胰岛素的敏感性，还有抗氧化、通便的作用。

什锦西蓝花 (凉菜)

材料　西蓝花、菜花各 200 克，胡萝卜 50 克。

调料　醋、香油、盐各适量。

做法

1　西蓝花、菜花分别洗净，掰小朵；胡萝卜洗净，去皮，切片。

2　将西蓝花、菜花、胡萝卜片放入开水中焯熟，凉凉。

3　将西蓝花、菜花、胡萝卜片放入盘中，加醋、香油、盐搅拌均匀即可。

热量/人
41 千卡

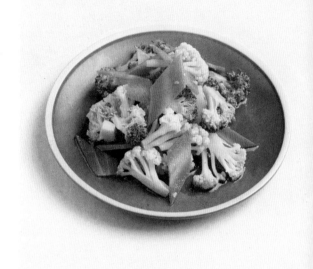

西蓝花鸡蛋饼 (主食)

材料　鸡蛋 2 个，西蓝花、面粉各 100 克。

调料　盐、胡椒粉各适量。

做法

1　西蓝花洗净，焯水，切碎；鸡蛋打散，备用。

2　面粉中倒入鸡蛋液，加入西蓝花碎、盐和胡椒粉拌匀。

3　平底锅加热刷油，倒入面糊铺平，两面煎至金黄即可。

热量/人
176 千卡

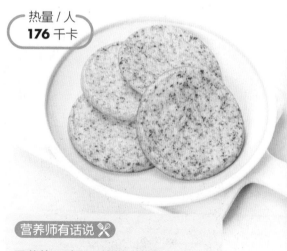

营养师有话说 ✗

西蓝花 + 鸡蛋，美味又控糖

西蓝花富含膳食纤维，能够减少人体对葡萄糖的吸收，不仅能增加饱腹感，还有利于控糖；鸡蛋富含蛋白质，能调节免疫力。

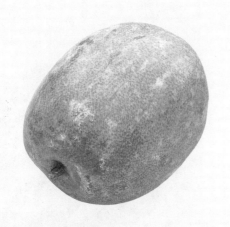

冬瓜 有助于 2 型糖尿病患者减肥

每 100 克冬瓜营养含量			
热量	脂肪	蛋白质	糖类
10 千卡	**0.2** 克	**0.3** 克	**2.4** 克

控糖关键营养素

☑ **丙醇二酸**　☑ **葫芦巴碱**

推荐用量：100克/天　　稳血糖营养吃法：炖煮、炒食

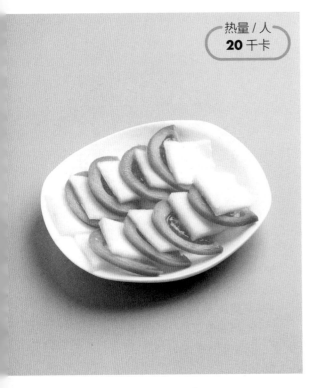

热量/人
20 千卡

微波茄汁冬瓜 （热菜）

材料　冬瓜 300 克，番茄 200 克。
调料　盐适量。
做法

1 冬瓜洗净，去皮除子，切片；番茄洗净，切片；将盐和适量水搅拌至化。

2 冬瓜片放在微波器皿中，在冬瓜片缝隙间摆好番茄片，淋上盐水，覆盖保鲜膜，扎几个小孔，大火微波10~12分钟即可。

营养师有话说 🍴

冬瓜＋番茄，能够预防肥胖和控制血糖
冬瓜含有葫芦巴碱和丙醇二酸，番茄含维生素 C，二者搭配有助于阻止体内脂肪堆积，对肥胖的糖尿病患者有益。

冬瓜烩虾仁 （热菜）

材料　虾仁50克，冬瓜350克。

调料　葱花、花椒粉各适量，盐2克。

做法

1 虾仁洗净；冬瓜去皮除子，洗净，切块。

2 锅内倒油烧至七成热，放入冬瓜块、虾仁和适量水烩熟，放盐、花椒粉调味，撒上葱花即可。

营养师有话说

冬瓜+虾仁，高营养、控体重、稳血糖

冬瓜烩虾仁富含丙醇二酸、优质蛋白、钙等，能帮助糖尿病患者控体重、稳血糖。

热量/人
20千卡

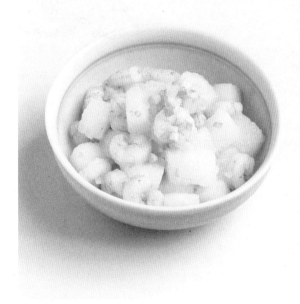

海带冬瓜排骨汤 （汤品）

材料　排骨、冬瓜各200克，水发海带150克。

调料　葱段、姜片各5克，醋、胡椒粉、盐各适量。

做法

1 海带洗净，切片；冬瓜去皮除子，切块；排骨洗净，切块备用。

2 炒锅内放少许底油，下排骨块和姜片炒出香味。

3 汤锅烧热，倒入炒好的排骨，加足量清水和葱段，滴醋，盖上锅盖，大火烧开后转小火慢炖半小时左右，加入海带片煮1小时。

4 倒入冬瓜块，煮至冬瓜熟软，放盐、胡椒粉调味即可。

热量/人
210千卡

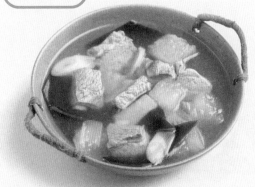

营养师有话说

做海带冬瓜排骨汤，盐要少放、晚放

煲冬瓜汤应清淡，出锅前加少许盐即可，这样不仅口感好，也能减少钠的摄入，更有利于控糖。

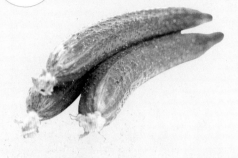

GI 值
15

黄瓜 适合糖尿病患者充饥

每 100 克黄瓜营养含量			
热量	脂肪	蛋白质	糖类
16 千卡	**0.2** 克	**0.8** 克	**2.9** 克

控糖关键营养素

☑ **丙醇二酸**

推荐用量：100克/天　　稳血糖营养吃法：凉拌、炒食

热量 / 人
66 千卡

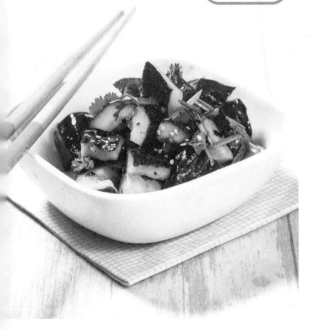

拍黄瓜 凉菜

材料 黄瓜 300 克，熟白芝麻 5 克。
调料 盐、香油各 2 克，蒜末、醋、香菜末各适量。

做法

1 黄瓜洗净，用刀拍至微碎，切块。
2 加盐、蒜末、醋、香菜末和香油拌匀，撒上熟白芝麻即可。

营养师有话说 🍴

黄瓜宜拍扁，不要拍太碎

凉拌黄瓜时建议用刀背将黄瓜拍扁，且不要拍得太碎，以免造成营养成分的流失。黄瓜加入蒜末和醋，不仅能提升口感，还有利于控血糖。

木耳拌黄瓜 （凉菜）

材料 黄瓜 200 克，干木耳 5 克。
调料 盐 2 克，醋适量。
做法

1 干木耳温水泡发，洗净，焯透，捞出，切丝；黄瓜洗净，切丝；将醋、盐拌匀，制成调味汁。

2 将黄瓜丝和木耳丝放入盘中，淋入调味汁拌匀即可。

营养师有话说 🍴

黄瓜配木耳，控糖又通便
黄瓜体积大、热量低，能作为加餐充饥；木耳含有甘露聚糖、膳食纤维，有助于改善胰岛的分泌功能。二者同食，可控糖、通便。

热量 / 人
18 千卡

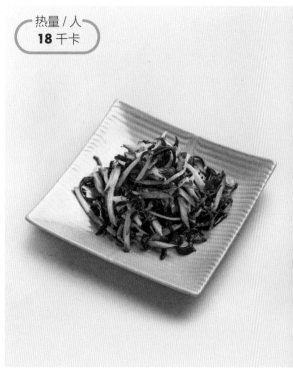

鸡蛋炒黄瓜 （热菜）

材料 黄瓜 200 克，鸡蛋 2 个。
调料 葱丝、盐各 2 克。
做法

1 黄瓜洗净切片；鸡蛋加少许盐打成蛋液，炒熟、炒碎后盛出。

2 锅内倒油烧热，煸香葱丝，倒黄瓜片翻炒，加盐，倒鸡蛋碎炒匀即可。

营养师有话说 🍴

鸡蛋炒黄瓜，减肥又控糖
黄瓜中所含的丙醇二酸，可抑制糖类转变为脂肪，有利于控糖，加上鸡蛋一起炒制，营养又美味。

热量 / 人
57 千卡

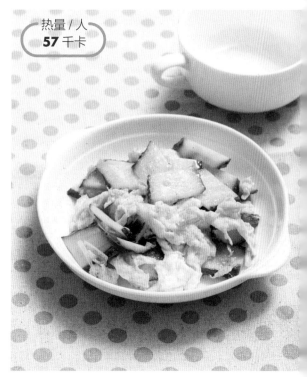

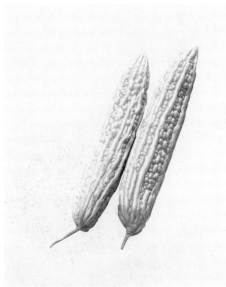

苦瓜　减轻胰岛负担

每 100 克苦瓜营养含量			
热量	脂肪	蛋白质	糖类
22 千卡	**0.1** 克	**1.0** 克	**4.9** 克

控糖关键营养素

☑ **苦瓜皂苷**　☑ **维生素 C**

推荐用量：50~100克/天　　稳血糖营养吃法：凉拌、炒食、做汤

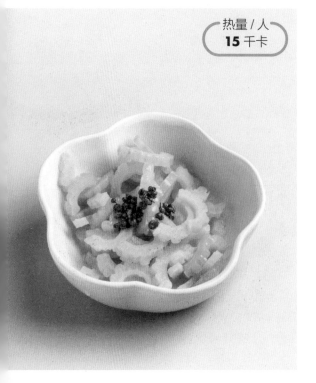

热量 / 人
15 千卡

凉拌苦瓜 　凉菜

材料　苦瓜 200 克。

调料　盐、香油、花椒各适量。

做法

1 苦瓜洗净，去子，切片，焯熟，沥干。

2 锅置火上，放油烧热，放入花椒爆香，将烧好的花椒油淋在苦瓜上，加盐、香油拌匀即可。

营养师有话说 🍴

苦瓜不宜浸泡除苦味

苦瓜越苦，其苦瓜皂苷（被证实具有控糖功效）含量就越高，因此不建议凉拌时用盐水浸泡去除苦味。

苦瓜鸡片 (热菜)

材料　苦瓜300克，鸡胸肉100克。
调料　盐2克。
做法

1. 苦瓜洗净，去子，切薄片，焯水后捞出；鸡胸肉洗净，切薄片。
2. 锅内倒油烧热，炒香鸡片，加入焯好的苦瓜片，加盐炒匀即可。

营养师有话说 🍴

苦瓜＋鸡胸肉，营养丰富且有助于控糖
苦瓜中的苦瓜皂苷被称为"植物胰岛素"，有控血糖的作用。搭配富含蛋白质的鸡胸肉炒制，不仅营养丰富，而且对糖尿病患者有益。

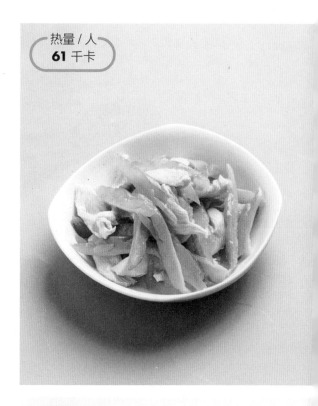

热量／人
61 千卡

苦瓜菊花瘦肉汤 (汤品)

材料　猪瘦肉200克，苦瓜150克，菊花5克。
调料　葱段、姜片、盐各适量。
做法

1. 猪瘦肉洗净，焯水，切块；苦瓜洗净，去子，切片；菊花洗净。
2. 锅中倒入适量清水，烧沸后放入瘦肉块、苦瓜片、菊花、葱段、姜片，慢炖1小时，加盐调味即可。

营养师有话说 🍴

苦瓜＋瘦肉＋菊花，明目、控糖
菊花具有平肝明目的功效，炖汤时放一点菊花，能够帮助预防糖尿病并发眼病。

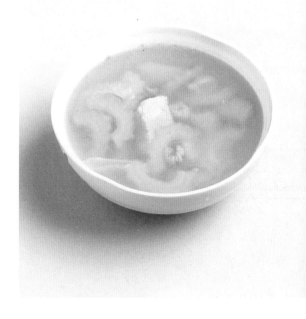

热量／人
108 千卡

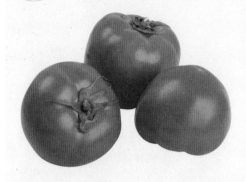

GI 值 15

番茄 减少胰岛细胞的损害，护血管

每 100 克冬瓜营养含量			
热量	脂肪	蛋白质	糖类
15 千卡	**0.2** 克	**0.9** 克	**3.3** 克

控糖关键营养素

☑ **番茄红素**　☑ **维生素 C**

推荐用量：100~200克/天　　稳血糖营养吃法：生食、炒食、做汤

热量/人 66 千卡

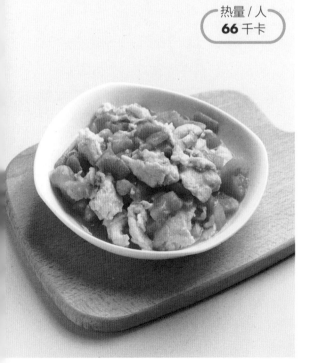

番茄炒鸡蛋 （热菜）

材料 番茄 400 克，鸡蛋 2 个。

调料 盐 2 克。

做法

1. 番茄洗净，去皮，切块。
2. 鸡蛋打散，放油锅中炒熟，盛出。
3. 锅内倒油烧至七成热，放入番茄块翻炒，待番茄出沙，加炒好的鸡蛋炒匀，加盐调味即可。

营养师有话说 🍴

番茄 + 鸡蛋，营养互补又控糖

番茄适合搭配鸡蛋食用，鸡蛋含有丰富的蛋白质，番茄富含维生素 C，二者搭配食用的营养正好互补，既美味又控糖。

番茄炖牛腩 （热菜）

材料 牛腩200克，番茄250克。

调料 料酒2克，酱油4克，盐、葱末、姜末各适量。

做法

1 牛腩洗净，切块，入沸水锅中焯一下，捞出备用；番茄洗净，去皮，一半切碎，另一半切块。

2 锅内倒油烧热，爆香姜末，放入番茄碎，大火翻炒几下之后转小火熬成酱。

3 加牛肉块、酱油、料酒、盐翻匀，倒入砂锅中，加水炖至熟烂，放番茄块炖15分钟，撒葱末即可。

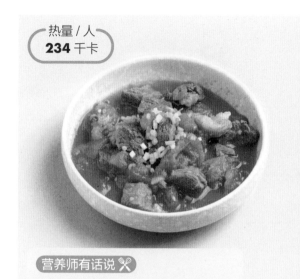

热量/人
234 千卡

营养师有话说 🍴

番茄搭配牛腩，促进胰岛素的分泌

番茄中的番茄红素有清除氧自由基和抗氧化作用，牛腩富含蛋白质、锌，二者搭配，有助于控血糖。

苦瓜番茄玉米汤 （汤品）

材料 苦瓜、番茄、玉米各150克。

调料 盐2克，香油适量。

做法

1 苦瓜洗净，去瓤，切段；番茄洗净，切大片；玉米洗净，切小段。

2 将玉米段、苦瓜段放入锅中，加适量水没过材料，大火煮沸后转小火炖10分钟，加入番茄片继续炖，待玉米段熟后加盐、香油调味即可。

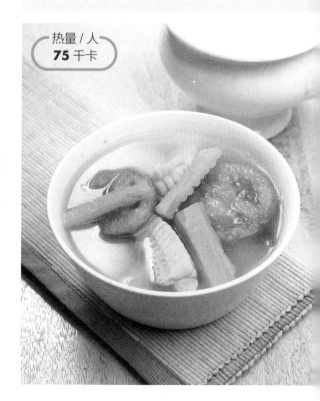

热量/人
75 千卡

营养师有话说 🍴

番茄 + 苦瓜 + 玉米，强化胰岛功能

苦瓜番茄玉米汤含有番茄红素、膳食纤维、玉米黄素等，能帮助抗氧化、强化胰岛功能，有利于控糖。

GI值
39

胡萝卜

预防糖尿病并发心血管病

每 100 克胡萝卜营养含量			
热量	脂肪	蛋白质	糖类
32 千卡	**0.2** 克	**1.0** 克	**8.1** 克

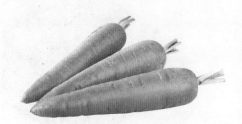

控糖关键营养素

☑ **胡萝卜素**　　☑ **维生素C**

推荐用量：50~100克/天　　稳血糖营养吃法：炒食、炖汤

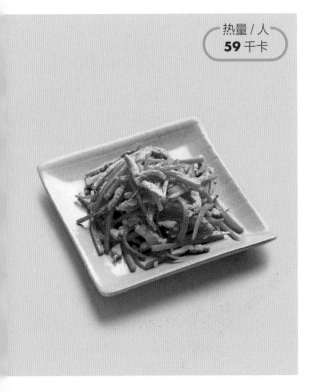

热量/人
59 千卡

胡萝卜炒肉丝 （热菜）

材料　胡萝卜 200 克，猪瘦肉 80 克。

调料　葱丝、姜丝各 4 克，盐、生抽、料酒各适量。

做法

1 胡萝卜洗净，切丝；猪瘦肉洗净，切丝，用料酒、生抽腌 5 分钟。

2 锅内倒油烧热，用葱丝、姜丝炝锅，下入肉丝翻炒至变色，盛出。

3 锅底留油烧热，放入胡萝卜丝煸炒至熟，加肉丝翻炒均匀即可。

营养师有话说 🍴

胡萝卜搭配猪瘦肉，保护心血管

胡萝卜中的胡萝卜素是脂溶性物质，用油与肉类一起烹煮，更有利于营养成分的吸收。

胡萝卜拌海带丝 （凉菜）

材料 胡萝卜、水发海带各100克，熟黑芝麻5克。

调料 酱油3克，醋2克，蒜末适量。

做法

1 胡萝卜洗净，切丝；水发海带洗净，切丝。二者分别焯水，备用。

2 锅内倒油烧热，爆香蒜末，加入酱油和醋，关火，淋在胡萝卜丝和海带丝上，撒上熟黑芝麻即可。

营养师有话说 ✗

胡萝卜皮不要削掉，营养更丰富
胡萝卜皮中含有较多胡萝卜素，在烹饪时不削皮，可以保留更多营养。

热量/人
24 千卡

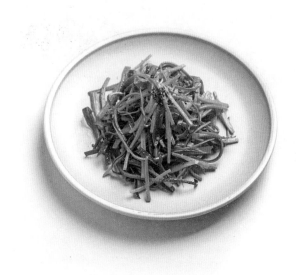

山药胡萝卜羊肉汤 （汤品）

材料 羊肉200克，胡萝卜、山药各100克。

调料 盐2克，姜片、葱段、胡椒粉、料酒各适量。

做法

1 羊肉洗净，切块，入沸水中焯烫，捞出冲净血沫；胡萝卜洗净，切厚片；山药去皮，洗净，切段。

2 锅内倒油烧热，炒香姜片和葱段，放入羊肉块翻炒约5分钟。

3 砂锅置火上，加入炒好的羊肉块、适量清水和料酒，大火烧开后转中小火炖约2小时，加入胡萝卜片、山药段再炖20分钟，加盐、胡椒粉调味即可。

热量/人
108 千卡

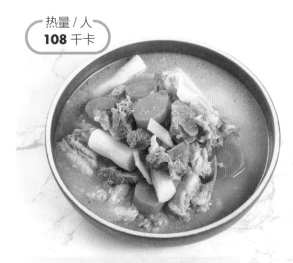

营养师有话说 ✗

适当减少主食量
这道菜有胡萝卜和山药，二者淀粉含量高，食用时应适当减少主食量。

GI 值
15

莴笋　改善糖代谢

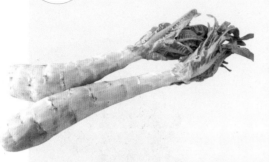

每 100 克莴笋营养含量			
热量	脂肪	蛋白质	糖类
15 千卡	**0.1** 克	**1.0** 克	**2.8** 克

控糖关键营养素

☑ **膳食纤维**

推荐用量：50～100克/天　　稳血糖营养吃法：凉拌、炒食

热量 / 人
17 千卡

葱油莴笋丝　凉菜

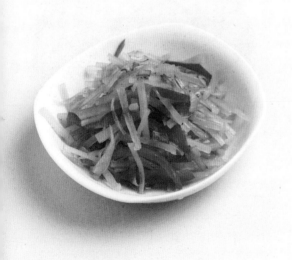

材料　莴笋 300 克，红彩椒 20 克。
调料　葱花、生抽各适量。
做法

1　莴笋去皮，洗净，切丝；红彩椒洗净，去蒂及子，切丝。

2　锅内倒油烧热，爆香葱花，加入生抽，浇在莴笋丝和红彩椒丝上，拌匀即可。

营养师有话说 🍴

莴笋叶营养又美味
处理莴笋时，别丢弃莴笋叶，因为叶子中也有对控糖有利的维生素、胡萝卜素、膳食纤维等。

山药木耳炒莴笋 （热菜）

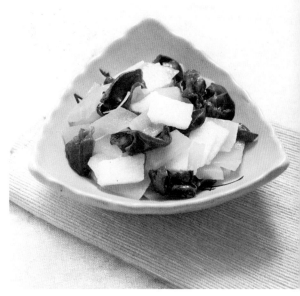

热量／人
24 千卡

材料 莴笋 200 克，山药、水发木耳各 50 克。

调料 葱丝 3 克，盐 2 克。

做法

1. 莴笋洗净，去皮，切片；木耳洗净，撕小朵；山药洗净，去皮，切片。
2. 山药片和木耳分别焯烫，捞出。
3. 锅内倒油烧热，爆香葱丝，倒入莴笋片、木耳、山药片炒熟，加盐调味即可。

营养师有话说 ✗

莴笋＋木耳＋山药，延缓糖类吸收

这道菜富含膳食纤维、钾、黏液蛋白、木耳多糖等，能使糖类缓慢吸收，有效调控血糖。

芝麻莴笋拌饭 （主食）

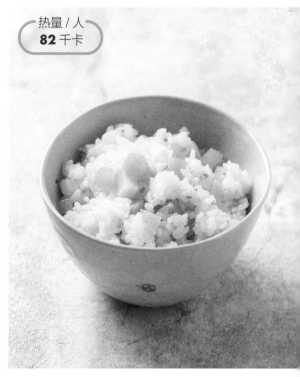

热量／人
82 千卡

材料 莴笋 100 克，米饭 200 克。

调料 熟白芝麻、盐各适量。

做法

1. 莴笋洗净，去皮，切小块，焯熟。
2. 油锅烧热，放入莴笋块炒熟，加盐和熟白芝麻。
3. 将炒香的芝麻莴笋盖在米饭上，拌匀即可。

营养师有话说 ✗

莴笋配米饭，控糖、促消化

莴笋富含膳食纤维和钾，有利尿消肿的作用。与米饭搭配做主食，既能补充体力，又能控糖、促消化。

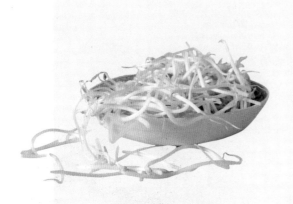

绿豆芽 调脂控糖，清热利尿

每100克绿豆芽营养含量			
热量	脂肪	蛋白质	糖类
16 千卡	**0.1** 克	**1.7** 克	**2.6** 克

控糖关键营养素

☑ **膳食纤维**

推荐用量：50~100克/天　　稳血糖营养吃法：凉拌、炒食、做汤

热量/人
15 千卡

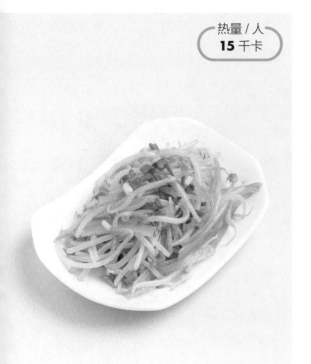

莴笋拌绿豆芽 （凉菜）

材料 绿豆芽200克，莴笋80克。

调料 醋、生抽、葱花各5克，盐、香油各2克。

做法

1 绿豆芽掐去两头，洗净；莴笋去皮，洗净，切丝；绿豆芽和莴笋分别放沸水中焯烫一下，沥干。

2 加入醋、生抽、盐拌匀，滴上香油，撒上葱花即可。

营养师有话说 🍴

绿豆芽搭配醋，减肥控糖更有效
拌绿豆芽时加一点醋，口感清爽，还有助于减肥、稳糖。

韭菜炒绿豆芽 （热菜）

材料 绿豆芽 250 克，韭菜 150 克。

调料 盐、葱丝、醋各适量。

做法

1. 绿豆芽掐去两头，洗净，控干；韭菜择洗干净，切长段。

2. 锅内倒油烧热，用葱丝炝锅，倒入绿豆芽翻炒，放韭菜段，加盐、醋炒匀即可。

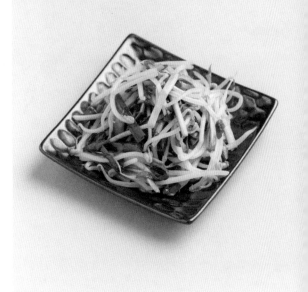

营养师有话说 🍴

韭菜 + 绿豆芽，能够提高控糖效果

韭菜和绿豆芽中都富含膳食纤维，二者搭配炒制，能帮助糖尿病患者控制餐后血糖上升。

丝瓜豆芽汤 （汤品）

材料 绿豆芽、丝瓜、魔芋豆腐各150 克。

调料 盐适量。

做法

1. 丝瓜洗净去皮，切块；绿豆芽掐去两头，洗净；魔芋豆腐用热水泡洗，切片。

2. 锅内倒入清水烧开，放入丝瓜块、魔芋片，煮 10 分钟左右，放入绿豆芽稍煮一下，出锅前加盐调味即可。

营养师有话说 🍴

丝瓜 + 绿豆芽，热量低、高膳食纤维

丝瓜、魔芋和绿豆芽搭配，热量低、膳食纤维高，能增强饱腹感，不仅有利于减肥，而且可以利尿、控糖。

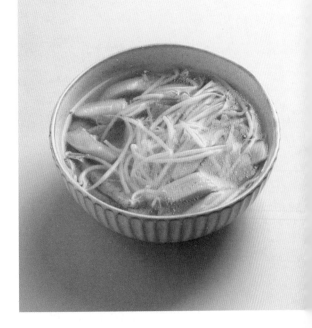

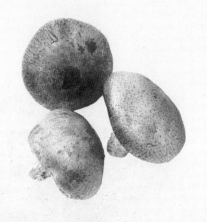

香菇 促进肝糖原合成，减轻糖尿病症状

每 100 克鲜香菇营养含量			
热量	脂肪	蛋白质	糖类
26 千卡	**0.3** 克	**2.2** 克	**5.2** 克

控糖关键营养素

☑ **香菇多糖**　☑ **钾**

推荐用量：30~50克/天　　稳血糖营养吃法：炒食、做汤

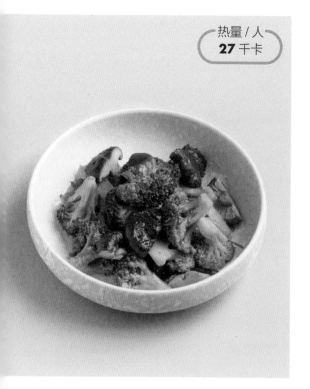

热量/人
27 千卡

香菇西蓝花 热菜

材料　鲜香菇、西蓝花各 150 克。
调料　葱花 5 克，盐 2 克。
做法

1 鲜香菇去蒂，洗净，入沸水中焯透，捞出，凉凉，切块；西蓝花洗净，掰成小朵，入沸水中焯 1 分钟，捞出。

2 锅内油烧至七成热，放葱花炒出香味，加入香菇块和西蓝花翻炒均匀，用盐调味即可。

营养师有话说

香菇 + 西蓝花，提高胰岛敏感性
这道菜富含香菇多糖、钾、胡萝卜素、膳食纤维等，有助于提高胰岛敏感性、调节糖代谢、稳控血糖。

香菇油菜 (热菜)

热量/人
19 千卡

材料 油菜 200 克，鲜香菇 100 克。

调料 生抽 2 克，葱末、姜末各适量。

做法

1 油菜择洗干净，沥干；鲜香菇洗净，切块。

2 锅内放油烧热，放入葱末、姜末爆香，放香菇块，加生抽翻炒均匀，放油菜炒熟即可。

营养师有话说 🍴

香菇 + 油菜，帮助调节糖代谢

香菇和油菜富含膳食纤维、维生素 C、植物化学物等，有助于调节糖代谢。

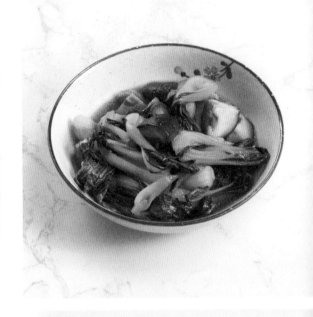

百合干贝香菇汤 (汤品)

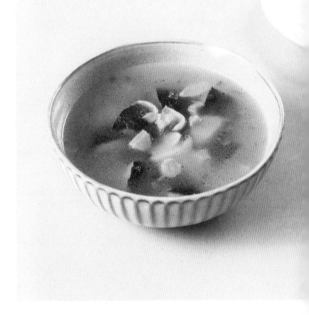
热量/人
34 千卡

材料 鲜香菇 100 克，干贝 20 克，百合 10 克。

调料 盐、葱花各适量。

做法

1 干贝、百合洗净，浸泡 30 分钟，备用；香菇洗净，切块，焯水。

2 锅内倒油烧热，爆香葱花，倒入香菇块翻炒。

3 将泡好的干贝和干贝汤一同倒入锅中，加入百合煮沸，加盐调味即可。

营养师有话说 🍴

香菇焯水后更有利于稳定血糖

做汤时将香菇用沸水焯烫一下，这样可以减少炒时的用油量，适合糖尿病患者食用。

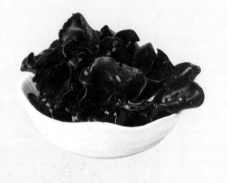

木耳 辅助控糖

每 100 克水发木耳营养含量			
热量	脂肪	蛋白质	糖类
27 千卡	**0.2** 克	**1.5** 克	**6.0** 克

控糖关键营养素

☑ **木耳多糖**　☑ **钾**

推荐用量：水发木耳50克/天　　稳血糖营养吃法：凉拌、炒食、做汤

木耳拌魔芋 （凉菜）

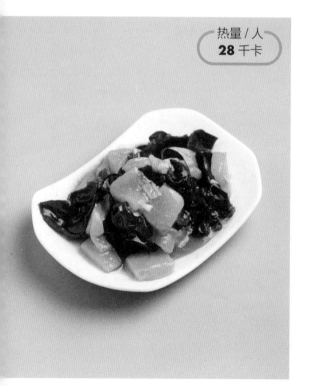

热量 / 人
28 千卡

材料　魔芋豆腐250克，水发木耳200克。

调料　生抽5克，胡椒粉2克，葱末、蒜末各6克。

做法

1　魔芋豆腐切厚片，焯熟；木耳洗净，撕成小朵，焯熟。

2　锅内倒油烧热，放入葱末和蒜末爆香，加入生抽、胡椒粉小火炒匀，浇在魔芋豆腐和木耳上，拌匀即可。

营养师有话说 🍴

木耳配魔芋，饱腹又控糖

魔芋中含有丰富的膳食纤维，热量低，搭配木耳不仅清新可口，而且饱腹感强，控糖效果好。

木耳炒圆白菜 (热菜)

热量 / 人
19 千卡

材料 水发木耳80克，圆白菜150克。

调料 葱花5克，盐2克。

做法

1 木耳洗净，撕成小朵；圆白菜择洗干净，撕成小片。

2 锅内倒油烧热，放葱花炒香，再放入木耳和圆白菜片翻炒至熟，加盐调味即可。

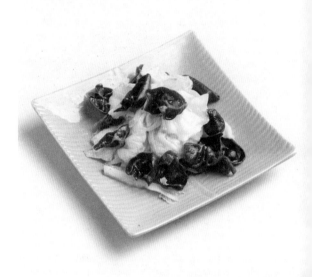

营养师有话说 🍴

木耳搭配圆白菜，更有益于平稳血糖

木耳炒圆白菜含有多糖、膳食纤维、维生素C等，能够帮助修复受损的胰岛细胞，改善胰岛的分泌功能，平稳血糖。

香菇木耳汤 (汤品)

热量 / 人
27 千卡

材料 鲜香菇、水发木耳各100克，胡萝卜50克。

调料 鸡汤、酱油各适量，盐、姜粉各1克。

做法

1 香菇洗净，去蒂，切片；木耳洗净，撕小朵；胡萝卜洗净，切片。

2 锅置火上，将鸡汤倒入锅中煮沸，加入香菇片、木耳、胡萝卜片煮开，放入酱油、盐、姜粉调味即可。

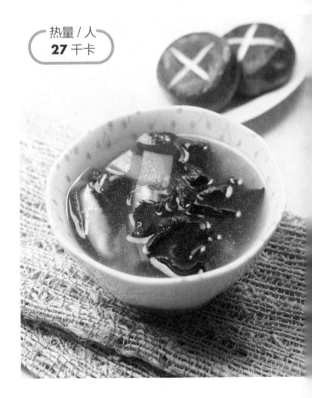

营养师有话说 🍴

调节糖代谢，明目

香菇木耳汤含有膳食纤维、维生素D、胡萝卜素等，有助于调节糖代谢、防便秘、明目。

鱼禽畜肉 优选白肉，适量红瘦肉

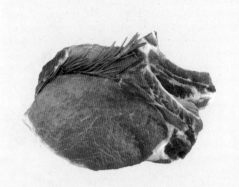

猪瘦肉 补充优质蛋白，消除疲劳

每 100 克猪瘦肉营养含量			
热量	脂肪	蛋白质	糖类
143 千卡	**6.2** 克	**20.3** 克	**1.5** 克

控糖关键营养素

☑蛋白质　☑B 族维生素

推荐用量：40~75克/天　　稳血糖营养吃法：炒食、做汤

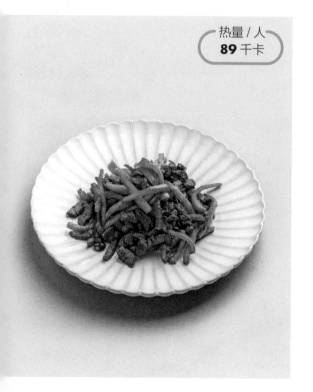

热量/人
89 千卡

柿子椒炒肉丝 （热菜）

材料 猪瘦肉 150 克，柿子椒 200 克。

调料 酱油、淀粉、料酒、豆瓣酱各适量。

做法

1 猪瘦肉洗净，切丝，加入淀粉拌匀；柿子椒洗净，去蒂除子，切丝。

2 锅内倒油烧至八成热，加入豆瓣酱，炒香后加入肉丝，肉丝断生后加入料酒和酱油翻炒均匀，加入柿子椒丝翻炒片刻即可。

营养师有话说 🍴

猪瘦肉配柿子椒，均衡营养、消除疲劳

猪瘦肉中含有丰富的蛋白质，有助于调节免疫力，搭配柿子椒炒食，营养全面均衡，有助于消除疲劳。

五彩瘦肉丁 （热菜）

材料 红彩椒、黄彩椒、柿子椒各 20 克，莴笋、胡萝卜各 30 克，猪瘦肉 120 克。

调料 蚝油 5 克，生抽 3 克，料酒 10 克，淀粉适量。

做法

1 胡萝卜洗净，切丁；莴笋去皮，洗净，切丁；红彩椒、黄彩椒、柿子椒洗净，去蒂除子，切丁；猪瘦肉洗净，切丁，加生抽、淀粉和料酒腌 10 分钟。

2 锅内倒油烧至六成热，放入瘦肉丁略炒，加入莴笋丁、胡萝卜丁，加蚝油翻炒。再放入红彩椒丁、黄彩椒丁、柿子椒丁炒匀即可。

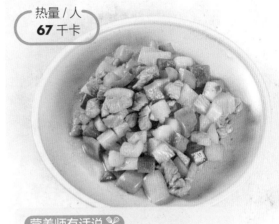

热量 / 人
67 千卡

营养师有话说 ✕

五彩瘦肉丁，营养丰富又控糖

五彩瘦肉丁富含蛋白质、B 族维生素、维生素 C、胡萝卜素等，有助于促进胰岛素的分泌，维持正常的热量代谢，营养丰富又控糖。

冬瓜瘦肉海带汤 （汤品）

材料 冬瓜 300 克，水发海带 150 克，猪瘦肉 100 克。

调料 盐、葱段各适量。

做法

1 冬瓜洗净，去皮、去瓤，切块；海带洗净，切条；猪瘦肉切片，焯水。

2 锅内倒适量清水，放入冬瓜块、海带条、瘦肉片煮沸，撒上葱段，加盐调味即可。

热量 / 人
64 千卡

营养师有话说 ✕

猪瘦肉宜先焯煮，能够减少脂肪

猪肉做汤前先焯煮，可减少脂肪和胆固醇含量，有利于控糖。搭配热量低的冬瓜和海带，更有利于减肥。

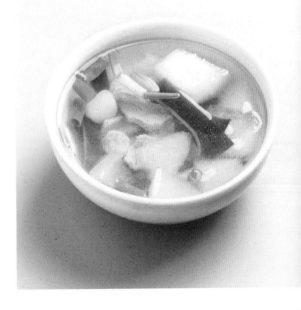

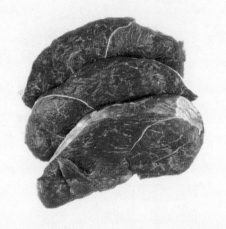

牛瘦肉 促进胰岛素原转化为胰岛素

每 100 克牛瘦肉营养含量			
热量	脂肪	蛋白质	糖类
113 千卡	**2.5** 克	**21.3** 克	**1.3** 克

控糖关键营养素

☑ **蛋白质**　　☑ **B 族维生素**　　☑ **锌**

推荐用量：40～75克/天　　稳血糖营养吃法：蒸煮、炒食、做馅

热量 / 人
142 千卡

蒜香牛肉粒 热菜

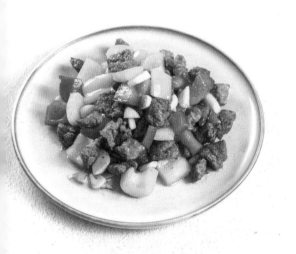

材料　牛肉300克，红彩椒、黄彩椒、蒜片各50克。

调料　盐2克，黑胡椒粉适量。

做法

1 牛肉洗净，切丁，加黑胡椒粉、油腌半小时；红彩椒、黄彩椒洗净，去蒂除子，切丁。

2 锅内倒油烧热，将牛肉丁煎至七成熟，倒入蒜片、彩椒丁翻炒均匀，加盐调味即可。

营养师有话说

牛肉 + 大蒜，控血糖

牛肉搭配大蒜、彩椒炒食，富含锌、B 族维生素、大蒜素等，能提高机体对葡萄糖的利用，从而降低血糖浓度。

咖喱土豆牛肉 （热菜）

材料 牛肉 300 克，土豆、胡萝卜、牛奶各 100 克，洋葱 50 克。

调料 黄油 5 克，咖喱膏 10 克，蒜末、姜末、盐各适量。

做法

1 牛肉洗净，切块；土豆、胡萝卜去皮，洗净，切块；洋葱洗净，切块。

2 锅置火上，放入黄油烧化，炒香蒜末、姜末，加入牛肉块、洋葱块略炒。

3 加入胡萝卜块、土豆块、咖喱膏、牛奶，倒入适量水没过食材，大火煮开后改小火收汁，加盐调味即可。

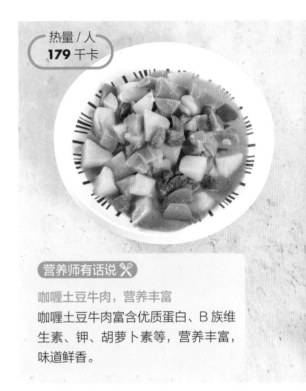

热量 / 人
179 千卡

营养师有话说 ✕

咖喱土豆牛肉，营养丰富

咖喱土豆牛肉富含优质蛋白、B 族维生素、钾、胡萝卜素等，营养丰富，味道鲜香。

胡萝卜牛肉馅饼 （主食）

材料 面粉、胡萝卜各 150 克，牛肉 100 克，洋葱 30 克。

调料 葱花 10 克，生抽、十三香、香油各适量。

做法

1 牛肉洗净，剁成末；胡萝卜、洋葱洗净，切末。

2 将牛肉末、胡萝卜末放碗中，加生抽、十三香、香油、葱花和适量清水搅拌均匀，即为馅料。

3 面粉加适量温水和成面团，分成剂子，擀薄，包入馅料，压平，即为馅饼生坯。

4 电饼铛底部刷一层油，放入馅饼生坯，盖上盖，煎至两面金黄即可。

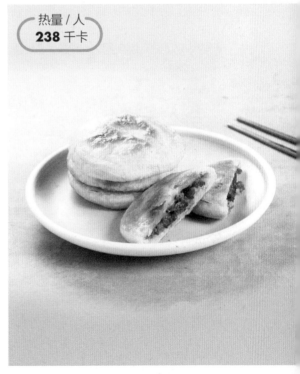

热量 / 人
238 千卡

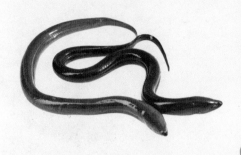

鳝鱼 调脂，调血糖

每 100 克鳝鱼营养含量			
热量	脂肪	蛋白质	糖类
89 千卡	**1.4** 克	**18.0** 克	**1.2** 克

控糖关键营养素

☑ **鳝鱼素** ☑ **蛋白质** ☑ **维生素 A**

推荐用量：40~75克/天　　稳血糖营养吃法：炒食、做汤

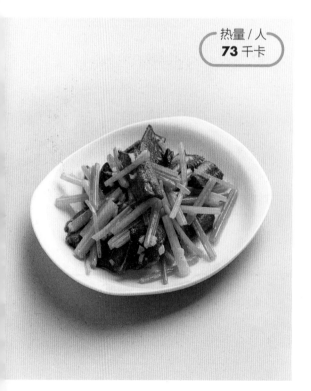

热量 / 人
73 千卡

芹菜炒鳝丝 （热菜）

材料　鳝鱼 150 克，芹菜 200 克。

调料　葱末、姜末、蒜末各适量，料酒、
　　　　酱油各 5 克。

做法

1 芹菜择洗净，切段；鳝鱼治净，切
　段，焯水，捞出备用。

2 锅内倒油烧热，倒入将姜末、蒜末、
　葱末、料酒炒香，倒入鳝鱼段、酱
　油翻炒至七成熟，倒入芹菜段继续
　翻炒几分钟即可。

营养师有话说 🍴

鳝鱼 + 芹菜，饱腹又控糖
鳝鱼含有鳝鱼素、优质蛋白，搭配富含
膳食纤维的芹菜炒制，不仅有助于控
糖，而且营养饱腹，有利于减肥。

五彩鳝丝 （热菜）

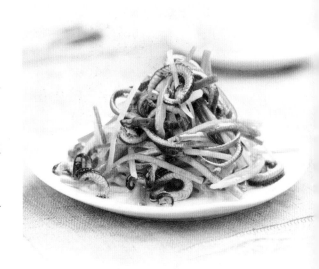

热量 / 人
70 千卡

材料 鳝鱼 200 克，莴笋 50 克，柿子椒、胡萝卜、黄彩椒各 30 克。

调料 葱段、姜片各 10 克，料酒 5 克，盐 2 克，胡椒粉适量。

做法

1 鳝鱼宰杀洗净，切丝，加盐、料酒、葱段、姜片，腌 10 分钟备用；柿子椒、黄彩椒洗净，去蒂除子，切丝；胡萝卜、莴笋洗净，去皮，切丝。

2 锅内倒油烧至七成热，加入鳝鱼丝迅速炒散，加入柿子椒丝、胡萝卜丝、黄彩椒丝和莴笋丝炒至断生，加入腌鳝鱼的汁和胡椒粉略翻炒即可。

鳝鱼豆腐汤 （汤品）

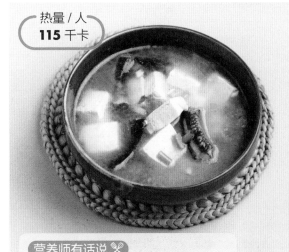

热量 / 人
115 千卡

材料 鳝鱼、豆腐各 200 克。

调料 葱花、姜丝、蒜末各 2 克，盐、胡椒粉各适量。

做法

1 鳝鱼治净，切段，焯水，捞出备用；豆腐洗净，切块，焯水沥干备用。

2 锅内倒油烧至七成热，放入鳝鱼段煎至两面略金黄时，放入姜丝、蒜末翻炒，加水没过鳝鱼，水烧开后放入豆腐块继续煮 15 分钟，加盐、胡椒粉调味，撒上葱花即可。

营养师有话说 🍴

焯烫一下降低用油量

烹调时，可将鳝鱼用沸水焯烫一下，这样可以减少煸炒时的用油量，减少脂肪摄入。

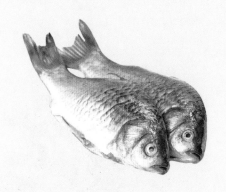

鲫鱼 促进胰岛素正常分泌

每 100 克鲫鱼营养含量			
热量	脂肪	蛋白质	糖类
108 千卡	**2.7** 克	**17.1** 克	**3.8** 克

控糖关键营养素

☑ **钙** ☑ **蛋白质**

推荐用量：40~75克/天　　稳血糖营养吃法：清蒸、做汤

热量/人
108 千卡

香菇蒸鲫鱼 热菜

材料 干香菇15克，干木耳5克，鲫鱼1条（250克）。

调料 葱段、姜片各5克，料酒10克，盐2克。

做法

1 干香菇泡发，洗净，去蒂后切块；干木耳泡发，洗净，撕成小片。

2 鲫鱼放入盘中，加入姜片、葱段、料酒、盐，再加入木耳、香菇块，上笼蒸半小时即可。

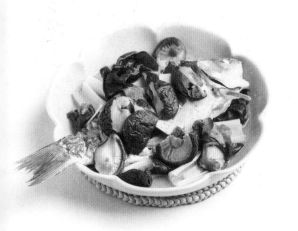

营养师有话说 🍴

香菇 + 鲫鱼，提鲜又控糖

这道菜富含优质蛋白、香菇多糖、膳食纤维、ω-3脂肪酸等，有助于稳血糖、降低胆固醇、维持视觉功能正常。

鲫鱼蒸滑蛋 （热菜）

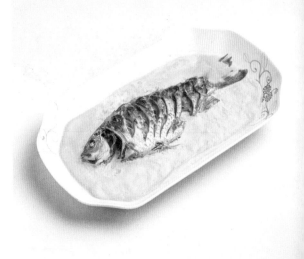

热量/人
136 千卡

材料 鲫鱼1条（250克），鸡蛋2个。

调料 生抽2克，料酒2克。

做法

1. 鲫鱼治净，两面打花刀，加料酒、生抽略腌。

2. 鸡蛋打散，倒入适量水，加少许油搅匀。

3. 鲫鱼放在鸡蛋液中，上屉，大火蒸15分钟即可。

营养师有话说 ✖

鲫鱼 + 鸡蛋，有利于蛋白质的吸收

鲫鱼和鸡蛋均含有丰富的蛋白质，蒸着吃能更好地保存其营养，且控糖效果好。

鲫鱼豆腐汤 （汤品）

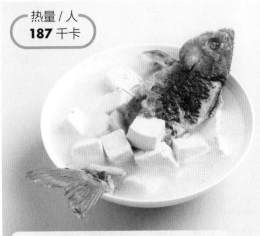

热量/人
187 千卡

材料 鲫鱼1条（250克），北豆腐250克。

调料 姜片、花椒粉、香菜段、醋各适量，盐2克。

做法

1. 鲫鱼治净；北豆腐洗净，切块。

2. 锅内倒油烧至四成热，放入鲫鱼，将两面各煎1分钟，下姜片、花椒粉炒出香味。

3. 放入醋、豆腐块和适量水，与鲫鱼一同炖15分钟，用盐调味，点缀香菜段即可。

营养师有话说 ✖

炖鲫鱼豆腐汤时，可以加点醋

醋能使鱼肉快速熟透，促进蛋白质分解，有利于糖尿病患者对蛋白质、钙的吸收，也有利于控糖。

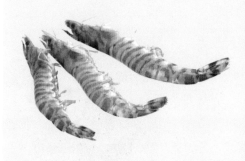

虾 补充蛋白质、镁

每 100 克虾营养含量			
热量	脂肪	蛋白质	糖类
93 千卡	**0.8** 克	**18.6** 克	**2.8** 克

控糖关键营养素

☑ 镁　☑ 蛋白质

推荐用量：40～75克/天　　稳血糖营养吃法：蒸煮、炒食

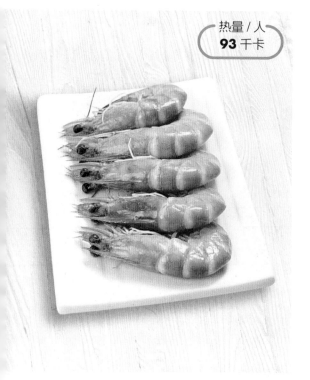

热量 / 人
93 千卡

盐水虾 （热菜）

材料　虾300克。

调料　葱段、姜片各5克，料酒10克，花椒、大料各3克，盐、醋、生抽、香油各适量。

做法

1 虾洗净；将醋、生抽、香油制成料汁。

2 锅内倒入清水，放入盐、葱段、姜片、料酒、花椒、大料煮沸，放入虾煮熟，捞出盛盘，蘸食料汁即可。

营养师有话说 🍴

盐水虾，能口感鲜美、补钙控糖

虾用盐水煮，可以清洁虾的表面和去腥，煮至虾呈红色，捞出过冷水，可使虾的肉质更紧，沥干后蘸料汁食用能补钙控糖。

鲜虾芦笋 （热菜）

材料 芦笋 250 克，虾 100 克。

调料 葱花、姜丝各 4 克，盐、料酒、淀粉各 2 克。

做法

1 芦笋去老皮，洗净，切段；虾去虾须，剪开虾背，挑出虾线，洗净，用料酒、淀粉腌 10 分钟。

2 锅置火上，倒油烧至七成热，放葱花、姜丝炒香，放入虾、芦笋段翻炒至熟，加盐调味即可。

> **营养师有话说** ✕
>
> 鲜虾配芦笋，能够控糖
>
> 鲜虾含有优质蛋白、镁，搭配富含芦丁、维生素 C 的芦笋，能够促进胰岛素分泌，有利于控血糖。

热量 / 人
42 千卡

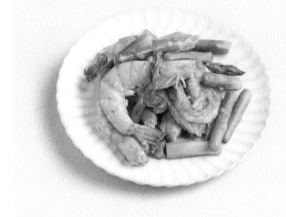

蒜蓉蒸虾 （热菜）

材料 虾 200 克，蒜末 20 克。

调料 葱花、姜片各 5 克，料酒、蒸鱼豉油各 4 克。

做法

1 将虾切开虾背，去虾线，加料酒、姜片腌 10 分钟。

2 蒸锅烧开水，放入虾，蒸 5 分钟。

3 锅内倒油烧热，放入蒜末、蒸鱼豉油炒香，浇在虾上，撒上葱花即可。

> **营养师有话说** ✕
>
> 蒜蓉蒸虾，减少用油量
>
> 虾蒸着做可以减少烹调用油量，减少对脂肪的吸收，搭配含有大蒜素的大蒜食用更有助于控糖。

热量 / 人
71 千卡

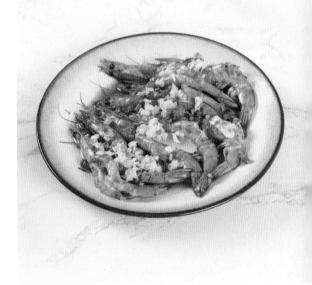

蛋奶类 轻松获得优质蛋白

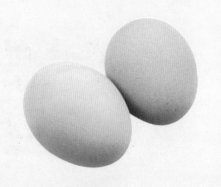

鸡蛋 提供多种营养物质

每 100 克鸡蛋营养含量			
热量	脂肪	蛋白质	糖类
139 千卡	**8.6** 克	**13.1** 克	**2.4** 克

控糖关键营养素

☑ B 族维生素　☑ 蛋白质

推荐用量：1 个 / 天　　稳血糖营养吃法：蒸煮、炒食

热量 / 人
51 千卡

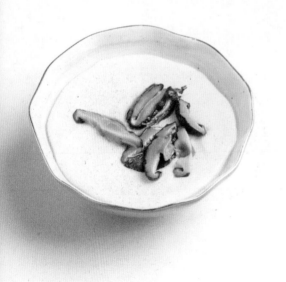

香菇蒸蛋 （热菜）

材料　鸡蛋 2 个，干香菇 5 克。
调料　盐、香油各适量。
做法
1 干香菇泡发，沥干，去蒂，切细丝。
2 鸡蛋打散，加适量水、香油和香菇丝搅匀，加盐调味，放入蒸锅中蒸 8~10 分钟即可。

营养师有话说 🍴

香菇 + 鸡蛋，调节免疫力
香菇搭配鸡蛋蒸食，能使糖尿病患者更加有效地吸收蛋白质、矿物质等，不仅能调节糖尿病患者的免疫力，还能延缓血糖上升速度。

菠菜炒鸡蛋 （热菜）

材料 菠菜 300 克，鸡蛋 2 个。
调料 葱末、姜末、盐各 2 克。
做法

1 菠菜洗净，焯水，捞出沥干，切段；鸡蛋打成蛋液，炒成块后盛出。
2 油锅烧热，爆香葱末、姜末，放菠菜段炒至断生，倒入鸡蛋，加盐翻匀即可。

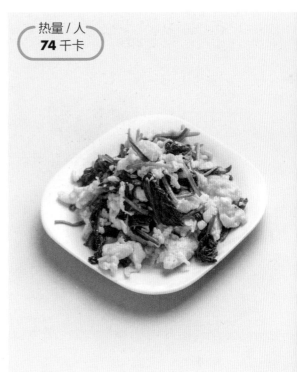

热量 / 人
74 千卡

> **营养师有话说** 🍴
>
> **菠菜根不要择**
> 菠菜富含维生素 C、膳食纤维，搭配鸡蛋炒食，对控制血糖有利。菠菜根含有丰富的营养素，可以不用择掉。

香椿摊鸡蛋 （热菜）

材料 香椿 200 克，鸡蛋 2 个。
调料 盐适量。
做法

1 香椿洗净，焯水，切末；鸡蛋打散，放入香椿末、盐，搅匀成香椿蛋液。
2 锅内倒油烧热，将香椿蛋液倒入锅中，摊成蛋饼即可。

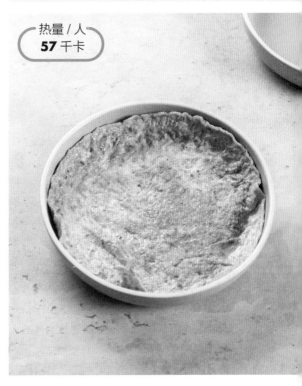

热量 / 人
57 千卡

> **营养师有话说** 🍴
>
> **香椿搭配鸡蛋，口感清香又控糖**
> 香椿含有丰富的维生素 C 和胡萝卜素，鸡蛋富含优质蛋白，搭配炒食，清香适口，营养互补，还能保护胰岛细胞免受氧自由基伤害，利于控糖。

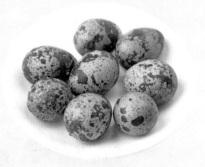

鹌鹑蛋 补五脏，益气血

每 100 克鹌鹑蛋营养含量			
热量	脂肪	蛋白质	糖类
160 千卡	**11.1** 克	**12.8** 克	**2.1** 克

控糖关键营养素

☑ B 族维生素　　☑ 卵磷脂

推荐用量：5~6个/天　　稳血糖营养吃法：蒸、煮

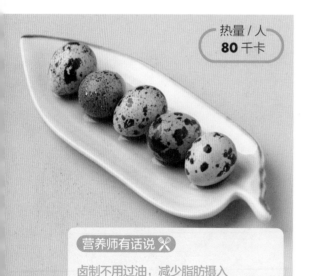

**热量 / 人
80 千卡**

营养师有话说 ✂

卤制不用过油，减少脂肪摄入

鹌鹑蛋煮熟后再和其他食材加入清水同煮，这样不用过油，可以减少对脂肪的摄入，有利于糖尿病患者控制体重。

香卤鹌鹑蛋 （凉菜）

材料　鹌鹑蛋 150 克。

调料　老抽、花椒、桂皮、香叶、大料、姜各适量，盐 2 克。

做法

1 鹌鹑蛋洗净，倒入锅中加足量水大火烧开，煮约 5 分钟，捞出过凉，轻轻捏破蛋壳。

2 净锅加适量清水，放入老抽、花椒、桂皮、香叶、大料、姜和盐，大火烧开后倒入鹌鹑蛋，中火煮 5 分钟后关火盛出。

3 连汤带水将鹌鹑蛋装入容器中，凉凉后放入冰箱冷藏过夜即可食用。

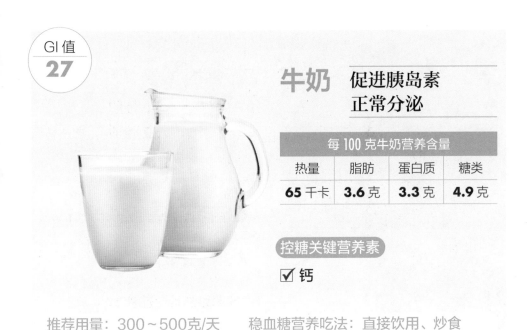

牛奶 促进胰岛素正常分泌

每 100 克牛奶营养含量			
热量	脂肪	蛋白质	糖类
65 千卡	**3.6** 克	**3.3** 克	**4.9** 克

控糖关键营养素

☑ 钙

推荐用量：300～500克/天   稳血糖营养吃法：直接饮用、炒食

牛奶炒蛋 （热菜）

材料 鸡蛋 3 个，牛奶 120 克。
调料 黑胡椒粉、盐各适量。
做法

1 鸡蛋磕入碗中，倒入牛奶，搅匀。
2 平底锅中刷一层薄油，开小火，将蛋液倒入，静待 2 分钟，不要翻动，然后用铲子轻轻从底部推动，看到底部的蛋液凝固后，继续用铲子推，注意是从四周往中间堆，就像堆小山一样。
3 待蛋液全部凝固，看不见水分后关火，撒上盐、黑胡椒粉即可。

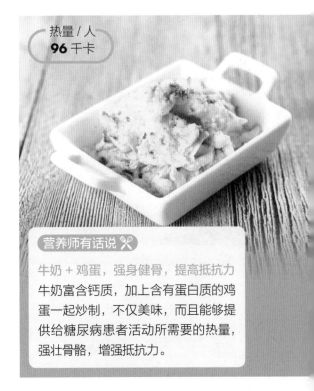

热量/人
96 千卡

营养师有话说

牛奶＋鸡蛋，强身健骨，提高抵抗力
牛奶富含钙质，加上含有蛋白质的鸡蛋一起炒制，不仅美味，而且能够提供给糖尿病患者活动所需要的热量，强壮骨骼，增强抵抗力。

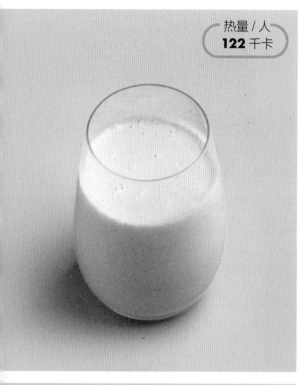

热量/人
122 千卡

牛奶玉米汁 （饮品）

材料 玉米 150 克，牛奶 300 克。

做法

1 玉米洗净，剥粒。

2 将玉米粒倒入豆浆机中，加适量清水至上下水位线之间，煮至豆浆机提示做好，倒入牛奶即可。

营养师有话说 ✖

牛奶 + 玉米，稳定血糖、利尿消肿

牛奶玉米汁富含蛋白质、膳食纤维、B 族维生素、钾、钙等，营养丰富，能够帮助糖尿病患者稳血糖、消水肿。

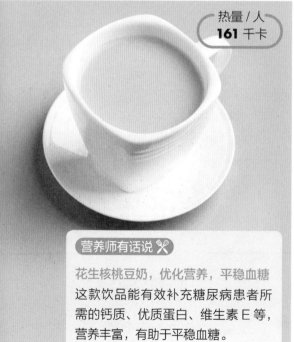

热量/人
161 千卡

花生核桃豆奶 （饮品）

材料 牛奶 250 克，黄豆 50 克，花生米、核桃仁各 10 克。

做法

1 黄豆用清水浸泡 8～12 小时，洗净；花生米、核桃仁洗净。

2 把花生米、核桃仁和浸泡好的黄豆一同倒入豆浆机中，加适量清水至上下水位线之间，按下"豆浆"键，煮至豆浆机提示豆浆做好。待豆浆凉至温热，倒入牛奶搅匀即可。

营养师有话说 ✖

花生核桃豆奶，优化营养，平稳血糖

这款饮品能有效补充糖尿病患者所需的钙质、优质蛋白、维生素 E 等，营养丰富，有助于平稳血糖。

大豆及坚果 易饿人群的救星

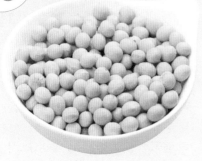

GI 值
18

大豆及其制品 平稳血糖，清血管

每 100 克大豆营养含量			
热量	脂肪	蛋白质	糖类
390 千卡	**16.0** 克	**35.0** 克	**34.2** 克

（控糖关键营养素）

☑ **蛋白质**   ☑ **大豆多糖**

推荐用量：40 克 / 天　　稳血糖营养吃法：炒食、炖煮

芥蓝炒黄豆 （热菜）

材料　芥蓝 250 克，黄豆 60 克。
调料　葱花、蒜片、醋各 5 克，盐 2 克。
做法

1 黄豆洗净，浸泡一夜，煮熟；芥蓝洗净，入沸水中焯一下，捞出后切小段。

2 锅内倒油烧至六成热，放入葱花、蒜片爆香，再加芥蓝段、黄豆炒熟，加入盐、醋调味即可。

（营养师有话说 🍴）

黄豆整粒食用更控糖
黄豆整粒食用控糖效果才好，平时浸泡后用沸水煮熟，做成炒菜，或是在凉拌菜、煲汤时适当放些黄豆，都是不错的吃法。

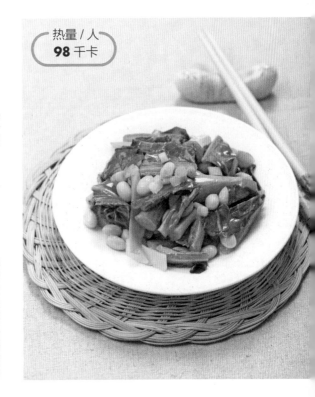

（热量 / 人
98 千卡）

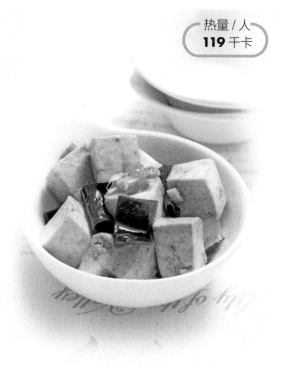

热量/人
119 千卡

海带烧豆腐 （热菜）

材料 海带 150 克，豆腐 400 克。
调料 姜丝、生抽各 5 克，葱段 10 克。
做法

1 海带结泡洗干净，焯烫捞出；豆腐洗净，切块，焯烫捞出。
2 锅内倒油烧热，爆香姜丝和葱段，放入海带、豆腐块，加适量水、生抽，焖煮熟即可。

（营养师有话说 ✗）

豆腐 + 海带，改善糖耐量
豆腐中的大豆多糖可改善组织细胞对胰岛素的敏感性；海带含有膳食纤维，且热量低。二者搭配食用，有助于稳定血糖。

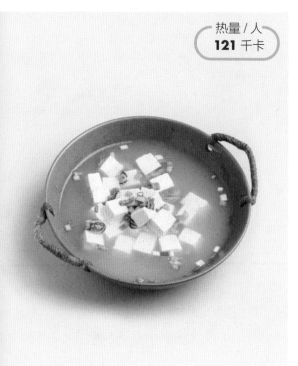

热量/人
121 千卡

牡蛎豆腐汤 （汤品）

材料 净牡蛎肉 150 克，豆腐 300 克。
调料 胡椒粉、葱花各适量，盐 2 克。
做法

1 牡蛎肉沥干水分；豆腐洗净，切块。
2 锅中水烧开，放入牡蛎肉焯烫一下，捞起备用。
3 另烧开一锅水，倒入豆腐块、盐、胡椒粉，加入牡蛎肉，煮至牡蛎肉熟，撒入葱花即可。

（营养师有话说 ✗）

牡蛎豆腐汤，汤鲜味美又控糖
这道汤富含优质蛋白、锌等，有助于稳定血糖。

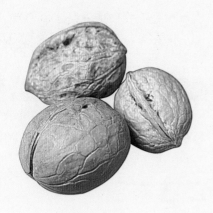

核桃　有益于心脑血管健康

每 100 克干核桃营养含量			
热量	脂肪	蛋白质	糖类
646 千卡	**58.8** 克	**14.9** 克	**19.1** 克

（控糖关键营养素）

☑ **不饱和脂肪酸**

推荐用量：10～15克/天　　稳血糖营养吃法：生吃、凉拌

核桃仁拌菠菜 （凉菜）

材料　菠菜300克，核桃仁30克。

调料　盐、香油、醋各2克。

做法

1 菠菜洗净，放入沸水中焯一下，捞出沥干，切段。

2 锅置火上，用小火煸炒核桃仁，取出压碎。

3 将菠菜段和核桃碎放入盘中，加入盐、香油、醋搅拌均匀即可。

（营养师有话说 🍴）

包裹核桃仁的褐色外皮不要丢

核桃仁外包裹着一层薄薄的褐色外皮，含有膳食纤维及铜、铁等，最好不要丢，带皮吃。

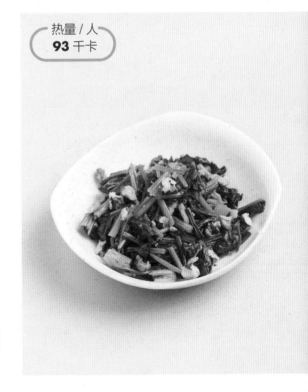

热量/人
93 千卡

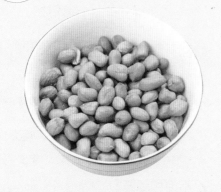

GI 值
14

花生米 健脑益智，增强血管弹性

每 100 克花生米营养含量			
热量	脂肪	蛋白质	糖类
574 千卡	**44.3** 克	**24.8** 克	**21.7** 克

控糖关键营养素

☑ **不饱和脂肪酸**　　☑ **维生素 E**

推荐用量：10～15 克/天　　稳血糖营养吃法：生吃、煮食

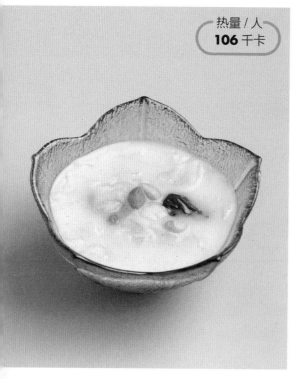

热量/人
106 千卡

牛奶炖花生 （饮品）

材料 牛奶 200 克，花生米、水发银耳各 30 克，枸杞子 10 克，红枣 20 克。

做法

1 水发银耳洗净，撕小朵；花生米洗净，浸泡备用；枸杞子洗净；红枣洗净，去核，切成小块。

2 将花生米、水发银耳、枸杞子、红枣放入碗中，加适量清水，入锅炖 1 小时，放温后加入牛奶搅匀即可。

水果 血糖平稳时，可当加餐

GI 值 25

柚子 减轻胰岛细胞的负担

每 100 克柚子营养含量			
热量	脂肪	蛋白质	糖类
42 千卡	**0.2** 克	**0.8** 克	**9.5** 克

（控糖关键营养素）

☑ 维生素 C　　☑ 柚皮素

推荐用量：50~100克/天　　稳血糖营养吃法：生食、凉拌

双丝拌柚块 （凉菜）

材料 净柚子肉 150 克，红彩椒、豆腐丝各 100 克。

调料 香菜段适量，盐、香油各 2 克。

做法

1 柚子肉切块；红彩椒洗净，去蒂除子，切丝；豆腐丝洗净，切段。

2 柚子肉、香菜段、红彩椒丝、豆腐丝放入同一个盘中，加盐和香油拌匀即可。

（营养师有话说 ✍）

服药期间最好不要吃柚子

柚子含有柚皮素、呋喃香豆素等活性成分，易影响一些药物的代谢及排泄，比如降压药、降脂药、安眠药等。

（热量 / 人 **96** 千卡）

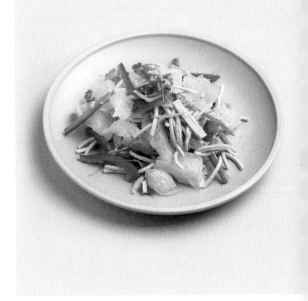

GI 值
22

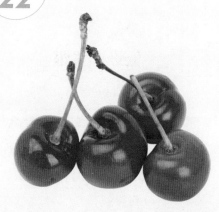

樱桃　明目，抗氧化

每 100 克樱桃营养含量			
热量	脂肪	蛋白质	糖类
46 千卡	**0.2** 克	**1.1** 克	**10.2** 克

控糖关键营养素

☑ 花青素　☑ 维生素 C

推荐用量：100 克/天　　稳血糖营养吃法：生食、凉拌

热量 / 人
54 千卡

樱桃苦菊沙拉 （凉菜）

材料　樱桃 200 克，苦菊 100 克，彩椒 150 克，酸奶 20 克。

做法

1　樱桃洗净，去核，对半切开；苦菊洗净，切段；彩椒洗净，去蒂除子，切块。

2　将准备好的食材放入盘中，淋上酸奶，拌匀即可。

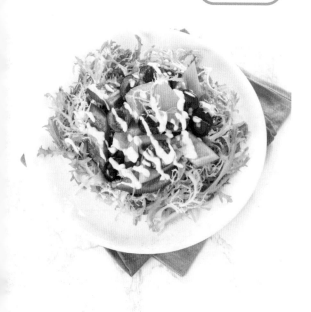

营养师有话说 ✖

樱桃制成沙拉，控糖更有效

樱桃属于低 GI 食物，而且富含花青素，可以抗氧化，有助于改善血管壁弹性。樱桃搭配苦菊和彩椒制成沙拉，维生素 C 和膳食纤维更加丰富，能够抗氧化、控糖。

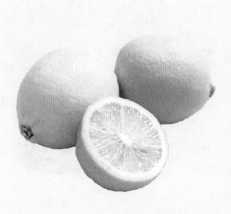

柠檬 促进糖代谢

每 100 克柠檬营养含量			
热量	脂肪	蛋白质	糖类
37 千卡	**1.2** 克	**1.1** 克	**6.2** 克

控糖关键营养素

☑ 维生素 C   ☑ 黄酮类

推荐用量：1~2片/天   稳血糖营养吃法：榨汁、泡水

苹果白菜柠檬汁 （饮品）

热量/人 36 千卡

材料 苹果 150 克，白菜心 100 克，柠檬 25 克。

做法

1 苹果洗净，去皮和核，切丁；白菜心洗净，切碎；柠檬洗净，去皮除子，切小块。

2 将上述食材放入榨汁机中，加入适量饮用水搅打调匀即可。

营养师有话说 ✕

糖友不妨常喝柠檬水

柠檬味酸，一般不生食，而是加工成柠檬汁。糖尿病患者可将鲜柠檬切成薄片泡在水中，浸泡时最好选用温开水，以免破坏其中的营养物质。

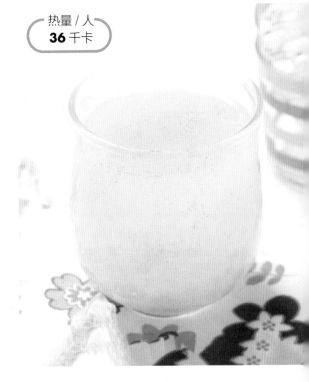

糖友应远离的12 种食物

这些食物高脂肪、高盐、高糖、高胆固醇，对控制血糖不利，糖友要尽量远离。

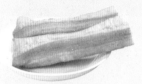

油条

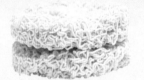

方便面

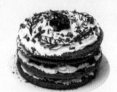

蛋糕

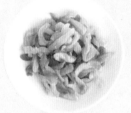

榨菜

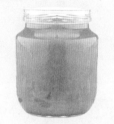

果酱

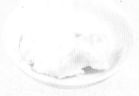

猪油

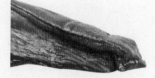

腊肉

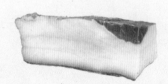

肥肉

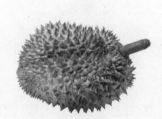

榴莲

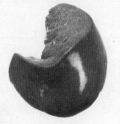

猪肝

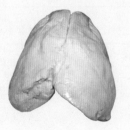

鹅肝

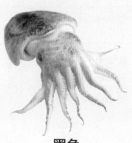

墨鱼

第**3**章

给全家人的早餐：
吃全点，搞定清晨
空腹血糖

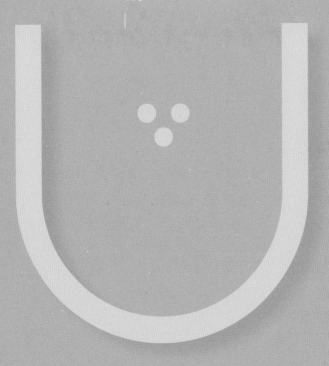

全家早餐：吃得好，血糖稳又顶饿

三类控糖早餐建议，总有适合你家的

简单制作早餐

利用早晨有限的时间简单制作早餐食物。

食谱举例 1： 燕麦粥 + 牛奶 + 煮鸡蛋 + 拌苦瓜

食谱举例 2： 二合面馒头 + 牛奶 + 肉松 + 番茄

 Tips 主食需要提前准备，比如杂粮粥可使用电饭锅预约提前做好，二合面馒头前一天晚上制作好。

外购早餐

如今工作生活节奏很快，部分上班族糖友选择外购食物。如果是在超市或早餐摊购买食物，可参考下面的选择。

食谱举例 1： 青菜包 + 牛奶（或豆浆）+ 卤鸡蛋

食谱举例 2： 黑米粥 + 肉包 + 苹果（或黄瓜）

 Tips 在购买已包装好的食物（预包装食品）时，还可参考食品标签上的配料表及营养标签来选择食物。

时间充裕的早餐

上班族糖友周末休假时，或时间较充裕的老年糖尿病患者，可自己尝试制作喜爱的食物进行搭配。

食谱举例 1： 杂粮粥（大米、小米、燕麦、玉米、荞麦等）+ 炒四季豆 + 牛奶 + 杂粮馒头

食谱举例 2： 豆浆 + 煎饼 + 拌生菜 + 猕猴桃

 早餐心得
1. 做早餐花 10~30 分钟比较合适。用时太久的复杂菜品不现实。
2. 平时可以做简单的、自己擅长的菜，周末可以变换花样。
3. 找到适合自己的生活方式和饮食习惯，确保早餐健康营养。

常见的不合理早餐搭配及调整建议

✖ 纯主食型　馒头 / 花卷 + 大米粥 + 咸菜

点评 老一辈糖尿病患者的最爱，碳水太多，没有其他营养物质，很容易升糖。

修改建议 将大米粥改为牛奶或豆浆，再加一个煮蛋或一份豆芽拌肉丝，补充足够的蛋白质。尽量不吃或少吃咸菜。

✖ 高蛋白缺碳水型　牛奶 + 鸡蛋

点评 由于缺乏碳水化合物，很快就会饿，还容易出现低血糖。

修改建议 同时搭配玉米、紫薯、红薯等粗杂粮。加点青菜更完美。

✖ 高热量型　油条 / 烧饼 / 汉堡 / 炸鸡 + 奶茶

点评 油脂高、热量高、营养少，缺乏维生素、膳食纤维，对控糖不利。

修改建议 拒绝容易增加心脑血管疾病的油炸食物，改为三鲜包，搭配牛奶或豆浆（不加糖）。

✖ 营养单一型　面包 + 非黑咖啡

点评 现在很多年轻人的首选早餐搭配，营养不均衡，缺乏维生素、膳食纤维和蛋白质。

修改建议 面包最好选全麦面包，咖啡改为牛奶或不加糖的豆浆。来点水煮青菜、水煮蛋更好。

糖尿病患者能喝咖啡吗

可以喝，但要选对款、选对时间并控制好量。糖尿病患者喝咖啡应注意以下几点。

1. 选对款。糖尿病患者适合喝的是不加糖、不加咖啡伴侣的美式咖啡，摩卡、焦糖玛奇朵等是不推荐的。

2. 别过量。每天喝 1~2 小杯即可。咖啡因的摄入量每天应控制在 200 毫克内，即约 350 克现煮咖啡。

3. 选对时间。最好在早晨或作为上午茶喝。

对于糖尿病患者来说，要根据喝咖啡后的血糖变动和自身反应来调整喝咖啡的量和时间。

糖友圈优秀早餐分享

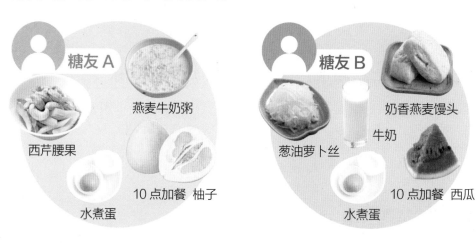

糖友 A

燕麦牛奶粥

西芹腰果

10 点加餐 柚子

水煮蛋

糖友 B

奶香燕麦馒头

牛奶

葱油萝卜丝

10 点加餐 西瓜

水煮蛋

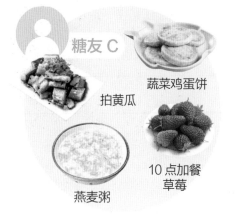

糖友 C

蔬菜鸡蛋饼

拍黄瓜

10 点加餐 草莓

燕麦粥

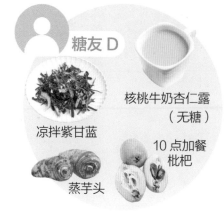

糖友 D

核桃牛奶杏仁露（无糖）

凉拌紫甘蓝

10 点加餐 枇杷

蒸芋头

适合中青年人吃的早餐

中青年人控糖早餐好搭档

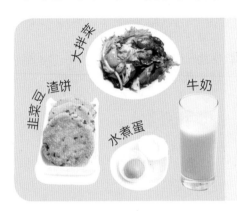

大拌菜

韭菜豆渣饼

水煮蛋

牛奶

营养师支招

大拌菜中有多种蔬菜，富含多种维生素，能辅助控血糖；韭菜豆渣饼能帮助补充优质碳水，饱腹感强，升糖速度慢；牛奶富含钙、优质蛋白，对血糖的影响较小；鸡蛋能补充蛋白质，帮助调节免疫力，稳定血糖。

中青年人精选早餐食谱

大拌菜 （凉菜）

材料 生菜、苦苣菜、彩椒、紫甘蓝、圣女果各 50 克，花生米、熟黑芝麻各适量。

调料 盐、醋、橄榄油各适量。

做法

1 所有蔬菜洗净，切段或切块；盐、醋及橄榄油做成调料汁。

2 蔬菜放盘中，加花生米，倒入调料汁拌匀，撒上熟黑芝麻即可。

热量 / 人
25 千卡

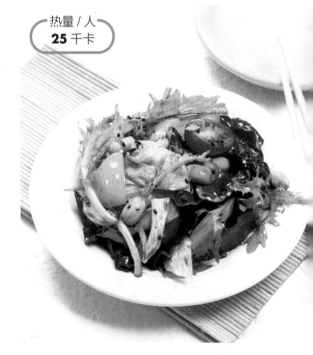

113

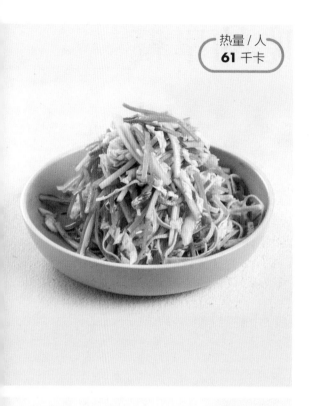

热量 / 人
61 千卡

凉拌四丝 凉菜

材料 黄瓜150克，豆腐皮、白菜、胡萝卜各50克。

调料 盐、生抽、醋各2克，蒜末、香油各适量。

做法

1 豆腐皮切丝；胡萝卜、黄瓜、白菜洗净，切丝，焯熟。

2 将所有食材放盘中，加生抽、醋、盐、蒜末拌匀，淋上香油即可。

营养师有话说 🍴

不局限于这几种食材
早餐时间紧张，可以根据家里现有的食材进行搭配。

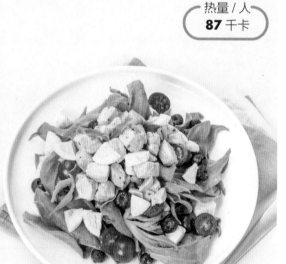

热量 / 人
87 千卡

三文鱼冰草沙拉 凉菜

材料 冰草150克，三文鱼100克，鸡蛋1个，圣女果50克，蓝莓40克。

调料 油醋汁适量。

做法

1 所有食材洗净；圣女果对半切开；冰草切段；鸡蛋煮熟，去壳，切块。

2 三文鱼放黑胡椒粉，略腌。

3 锅热放橄榄油，煎熟三文鱼，盛出切块。

4 将所有食材装盘，淋上油醋汁，拌匀即可。

秋葵厚蛋烧 （热菜）

材料 鸡蛋3个，秋葵50克。

调料 香油2克，盐1克。

做法

1 秋葵洗净，焯水，捞出后过凉，去头尾；鸡蛋打散，加盐、香油搅匀。

2 平底锅加油烧热，转中小火，倒入一层蛋液，趁凝固前放入处理好的秋葵，快速卷起，将卷好的蛋卷推到一侧，再倒入蛋液，待蛋卷凝固前将已卷好的蛋卷放在上面，快速卷起。

3 当蛋卷已经有一定厚度时，每次卷到锅边都要压一下整形，至用完蛋液，盛出切段即可。

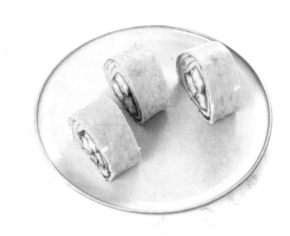

热量/人
74 千卡

菠菜猪血蛋花汤 （汤品）

材料 菠菜150克，猪血100克，番茄80克，鸡蛋1个，红薯、白萝卜各50克，豆腐30克。

调料 盐适量。

做法

1 所有食材洗净；菠菜切段；豆腐、猪血、番茄切块；白萝卜切扇形片；红薯去皮，切滚刀块；鸡蛋打散备用。

2 锅中倒入适量清水，水开后放入白萝卜片、红薯块、番茄块和豆腐块，盖盖煮15分钟，放入猪血块，再次煮开，放入菠菜段。

3 水微开后，加入鸡蛋液搅匀，加盐调味即可。

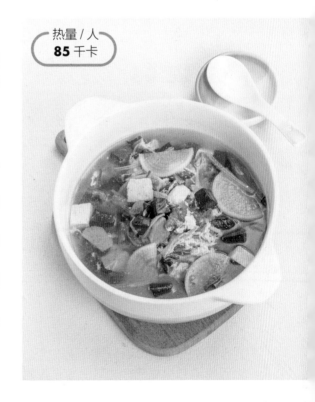

热量/人
85 千卡

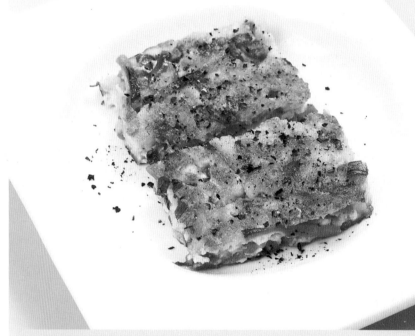

热量／人
114 千卡

营养师有话说 🍴

五彩豆腐饼，提高代谢、控糖

五彩豆腐饼色彩鲜艳，富含膳食纤维和蛋白质，不仅饱腹且能够提高糖尿病患者的代谢水平，更有利于控糖。为节约清晨的时间，可在前一天晚上把材料都准备好。

五彩豆腐饼 （主食）

材料 豆腐150克，土豆、鲜香菇、胡萝卜、油菜各50克，鸡蛋2个。

调料 葱花、黑胡椒粉、五香粉各5克，盐2克。

做法

1 土豆去皮，切小块，煮熟，压成泥。

2 豆腐用刀碾成泥；油菜洗净，烫熟后切碎；胡萝卜洗净，擦成细丝；鲜香菇洗净，切小丁。

3 将豆腐泥、土豆泥、油菜碎、胡萝卜丝、香菇丁倒入容器内，打入鸡蛋，加入葱花、黑胡椒粉、五香粉和盐拌匀。

4 将制作好的材料放入平底锅中，煎至两面金黄即可。

韭菜豆渣饼 主食

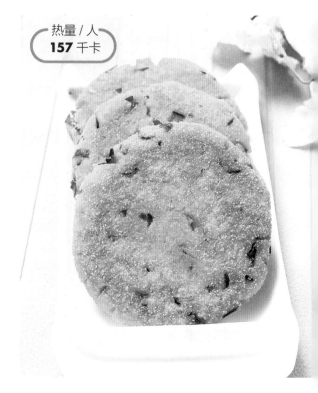

热量/人
157 千卡

材料 豆渣 50 克，玉米面 100 克，韭菜 50 克，鸡蛋 2 个。

调料 盐 2 克。

做法

1 韭菜洗净，切末；鸡蛋磕入碗中搅散。

2 将豆渣、玉米面、鸡蛋液、韭菜末混合在一起，加入盐，揉成团。

3 将面团分成大小均匀的小团，压成饼状。

4 在平底锅中刷油，用小火煎至两面金黄即可。

杂粮坚果牛奶麦片 主食

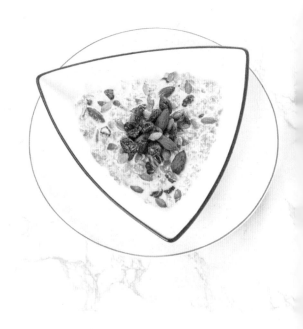

热量/人
331 千卡

材料 牛奶 300 克，原味燕麦片 150 克，南瓜子、巴旦木、蔓越莓干各 20 克。

做法

1 牛奶加热，倒入碗中，加燕麦片。

2 加南瓜子、巴旦木、蔓越莓干，搅拌均匀即可。

> **营养师有话说** ✕
>
> 通便、控糖效果好
>
> 燕麦中含有的 β - 葡聚糖能延缓餐后血糖上升速度。燕麦搭配牛奶能够补充优质蛋白、膳食纤维及钙，加上美味坚果、果干（不加糖）等，更有助于通便、控糖。

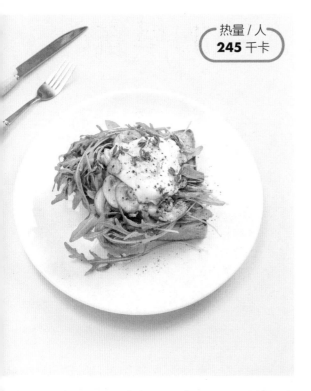

热量/人
245 千卡

香煎口蘑三明治 _{主食}

材料 口蘑100克，鸡蛋3个，芝麻菜150克，吐司3片（75克）。

调料 百里香叶、黑胡椒碎、醋、盐、橄榄油各适量。

做法

1 芝麻菜洗净；口蘑洗净，切片。

2 锅中水烧至微沸，加适量醋，用勺子在水中间不停地打一个漩涡，轻轻倒入鸡蛋，顺着水波让蛋白凝固，煮3~4分钟即可成水波蛋。

3 锅热放油至热，倒入口蘑片翻炒，加盐调味，盛出。

4 烤箱烘烤吐司至上色，装盘，摆上芝麻菜、口蘑片、水波蛋，最上层撒黑胡椒碎、百里香叶、盐，淋点橄榄油即可。

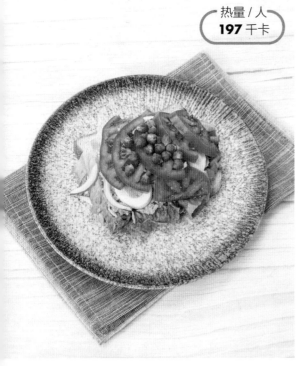

热量/人
197 千卡

金枪鱼三明治 _{主食}

材料 金枪鱼罐头、生菜各100克，鸡蛋3个，吐司3片，洋葱、番茄各50克，熟鹰嘴豆20克。

做法

1 生菜洗净；番茄洗净，切片；鸡蛋煮熟，去壳，切片；洋葱去皮，洗净，切条。

2 吐司上放生菜，从罐头里取出适量金枪鱼块，铺在生菜上，再依次铺生菜、洋葱条、鸡蛋片、番茄片和熟鹰嘴豆即可。

营养师有话说 🍴

稳定血压和血糖

金枪鱼三明治富含钙、钾、ω-3脂肪酸、维生素C等，有助于调控血压和血糖。

适合一般老年人吃的早餐

一般老年人控糖早餐好搭档

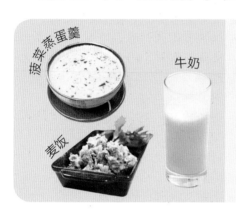

菠菜蒸蛋羹

牛奶

麦饭

营养师支招

菠菜蒸蛋羹富含叶酸、维生素C、优质蛋白，营养又控糖；麦饭以蔬菜为主料，加少量面粉混合，二者的味道相互中和，健康又控糖；再来一杯富含钙、优质蛋白的牛奶，能刺激胰岛 β 细胞，还能预防骨质疏松。

一般老年人精选早餐食谱

荠菜豆腐 （热菜）

材料 荠菜、豆腐各 200 克，猪瘦肉 50 克。

调料 盐 2 克，白胡椒粉适量。

做法

1 荠菜洗净，切碎；豆腐洗净，切块；猪瘦肉洗净，切丝。

2 锅内倒油烧热，放入肉丝翻炒，加适量清水、豆腐块煮开，倒入荠菜碎略煮，加盐和白胡椒粉调味即可。

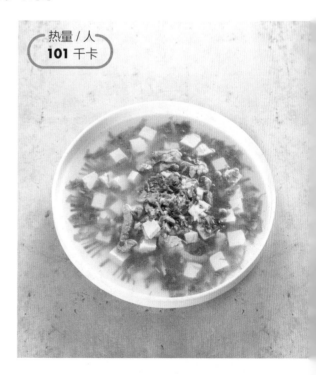

热量/人
101 千卡

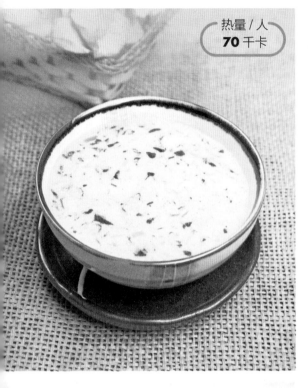

菠菜蒸蛋羹 （热菜）

材料 鸡蛋 2 个，菠菜 250 克。

调料 高汤、盐各适量。

做法

1 菠菜洗净，放沸水中焯一下，捞出切碎。

2 取一蒸碗，将鸡蛋在碗中打散。

3 加入菠菜碎、高汤搅拌均匀，加盐调味后备用。

4 取一蒸锅，蒸锅水烧开，放入蒸碗，盖上锅盖，以中火蒸 15 分钟至熟即可。

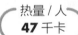

麦饭 （主食）

材料 芹菜叶 200 克，面粉 20 克。

调料 蒜末、醋各 5 克，盐 2 克。

做法

1 芹菜叶洗净，用面粉裹住，不要压实。

2 蒸笼铺上纱布，将和好的芹菜面粉放在纱布上，锅内水沸上汽后，蒸 10 分钟即可出锅。

3 装盘，加蒜末、盐、醋调味即可。

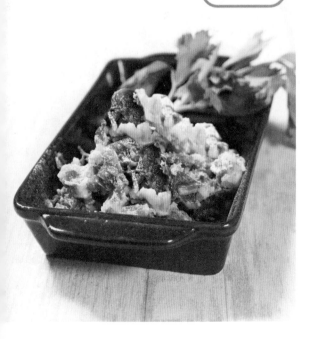

蔬菜鸡蛋饼 （主食）

材料 西葫芦150克，胡萝卜120克，鸡蛋1个，面粉100克。

调料 葱花5克，盐1克。

做法

1 西葫芦、胡萝卜洗净，擦成丝。

2 面粉中加入鸡蛋、西葫芦丝、胡萝卜丝、葱花、盐，倒入适量水，搅拌均匀成糊状。

3 平底锅置火上，倒油烧至六成热，将蔬菜面糊均匀地铺在锅底，煎至两面金黄，盛出即可。

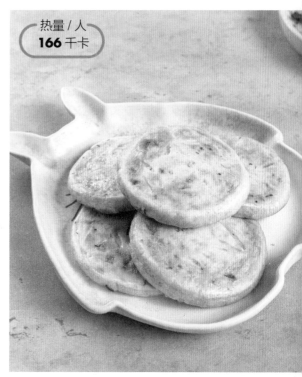

热量／人
166 千卡

黑米面馒头 （主食）

材料 面粉100克，黑米面50克，酵母适量。

做法

1 酵母用35℃的温水化开并调匀；面粉和黑米面倒入盆中，慢慢地加酵母水和适量清水搅拌均匀，揉成光滑的面团。

2 将面团平均分成若干小面团，揉成团，醒发30分钟，送入烧沸的蒸锅蒸15～20分钟即可。

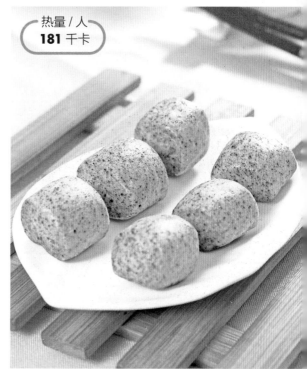

热量／人
181 千卡

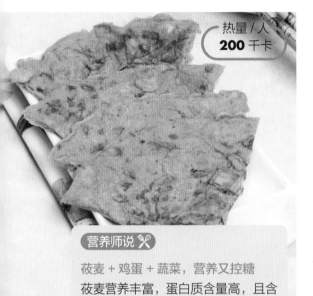

莜麦蛋饼 (主食)

材料 莜麦面100克，鸡蛋3个，碎
菜20克。

调料 葱花5克，盐1克。

做法

1 鸡蛋洗净，打散备用。

2 将莜麦面与鸡蛋液、盐、葱花、碎
菜混合均匀。

3 平底锅中放适量油烧热。

4 在锅中均匀舀上一勺面糊，用小火
摊成饼即可。

营养师说

莜麦 + 鸡蛋 + 蔬菜，营养又控糖

莜麦营养丰富，蛋白质含量高，且含
有人体必需的氨基酸。与鸡蛋摊成莜
麦蛋饼可增强胰岛素活性，有效平稳
血糖。

麻酱荞麦凉面 (主食)

材料 荞麦面条200克，柿子椒、
彩椒、蟹味菇、绿豆芽各20
克。

调料 芝麻酱25克，酱油、蒜泥、香
油各适量。

做法

1 柿子椒、彩椒洗净，去蒂除子，切
细丝；蟹味菇和绿豆芽洗净焯水；
将面条煮熟，捞出后过凉，沥干。

2 将芝麻酱盛入容器内，加入酱油、
蒜泥及适量水，搅拌均匀。

3 将面条放入碗中，摆上蔬菜，浇上
调好的酱汁即可。

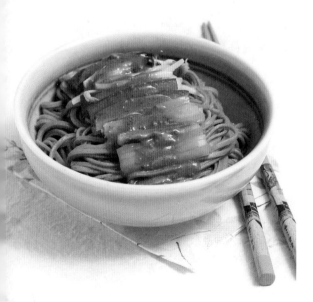

适合高龄老年人吃的早餐

高龄老年人控糖早餐好搭档

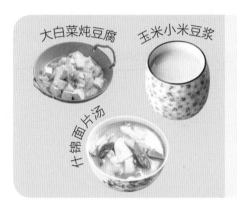

大白菜炖豆腐

玉米小米豆浆

什锦面片汤

营养师支招

大白菜炖豆腐是一道营养丰富的家常控糖菜肴，适合高龄糖尿病患者食用；什锦面片汤质地软烂，不会给肠胃造成负担；黄豆搭配熟玉米粒和小米制成豆浆，醇香天然，是早餐搭配的营养饮品。

高龄老年人精选早餐食谱

燕麦牛奶粥 （主食）

材料　燕麦片 150 克，牛奶 500 克。
做法

1　将燕麦片放入锅中，加少量清水大火煮沸，并不断搅拌煮至熟软。
2　将牛奶倒入煮软的燕麦粥中，小火煮开即可。

营养师有话说

温热的燕麦牛奶粥营养丰富

燕麦要煮至熟软再倒牛奶，牛奶不要煮得时间太长，以防营养成分流失。牛奶燕麦一同食用既可补充蛋白质，又可摄入膳食纤维，润肠通便，适合作为高龄老年人的早餐。

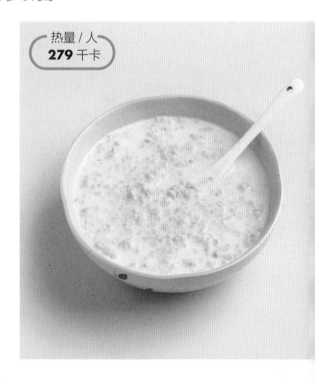

热量/人
279 千卡

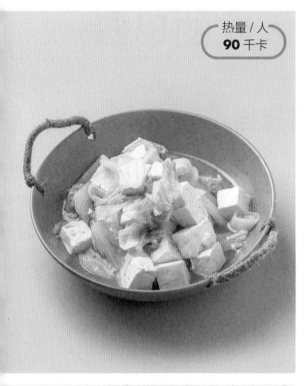

热量/人
90 千卡

大白菜炖豆腐 （热菜）

材料 大白菜 300 克，豆腐 250 克。

调料 葱段、姜片、盐各适量。

做法

1 大白菜、豆腐洗净、切块。

2 锅中放油烧热，放入葱段、姜片炒香，放入大白菜翻炒片刻，加入没过大白菜的清水和豆腐块，大火炖10分钟后加盐调味即可。

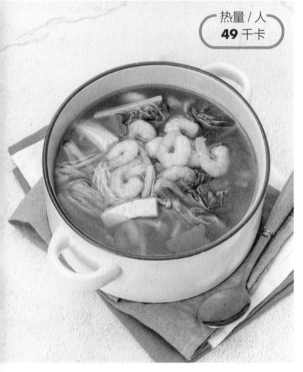

热量/人
49 千卡

什锦杂蔬虾仁汤 （汤品）

材料 虾仁、芥蓝各100克，豆腐、杏鲍菇各50克，金针菇、胡萝卜各25克。

调料 生抽适量。

做法

1 所有食材洗净；虾仁去虾线；杏鲍菇切丝；芥蓝切段；胡萝卜去皮，切片；豆腐切片。

2 锅热放油，先炒胡萝卜片，然后放虾仁、杏鲍菇丝，3分钟后倒生抽，加适量清水。

3 水沸后倒入豆腐片、芥蓝段，煮3分钟后加金针菇煮1分钟即可。

什锦面片汤 （主食）

材料 饺子皮200克，油菜100克，午餐肉30克，番茄200克，土豆100克，鸡蛋2个。

调料 盐2克。

做法

1 番茄洗净切片；土豆洗净，去皮切片；鸡蛋打散；油菜洗净；饺子皮切成四片。

2 锅内倒油烧热，倒入鸡蛋液炒散，放入土豆片、番茄片、午餐肉略炒。

3 加开水，大火煮开，放入面片和油菜煮熟，加盐调味即可。

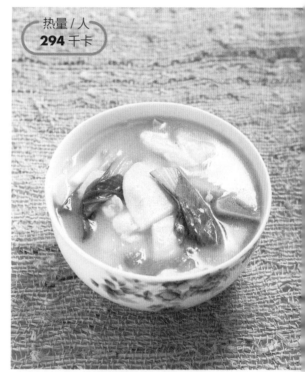

热量/人
294 千卡

黑米蒸蛋糕 （主食）

材料 鸡蛋2个，面粉100克，黑米面50克，酵母适量。

做法

1 面粉和黑米面及酵母混合，过筛备用；鸡蛋打散，将鸡蛋打到用打蛋器舀起后垂下3厘米左右即可。

2 将过筛好的粉类搅入蛋液，分次搅入，用刮刀上下拌匀，拌匀后倒入模具中，磕出大气泡。

3 冷水上锅，蒸15~20分钟即可。

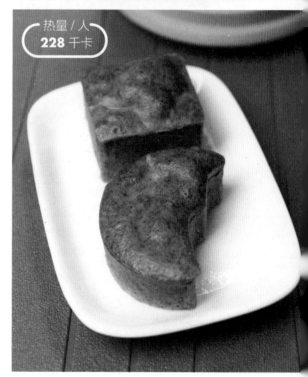

热量/人
228 千卡

专题 糖尿病患者快手早餐 4 妙招

1 提前买

前一天要对第二天早餐时所需要的食材心中有数，提前备齐。比如第二天早餐要做蛋羹，要记得提前购买鸡蛋。

2 提前洗 提前泡

蔬菜可以提前清洗干净，但要沥干水分，不然容易变质，另外洗净后不要切，烹调时现切比较好，否则会损失大量营养。如果第二天早餐要喝豆浆，可以前一天就把需要的豆子泡上。

3 提前处理

猪肉、鸡肉、牛肉、海鲜等食材可以提前洗净，切好或腌好，放入冰箱冷藏，能节省不少烹调时间。但要注意，这些肉类食材放入冰箱前最好覆上保鲜膜，以免混味，使其鲜味降低。

4 合理统筹 等时间

安排制作步骤的时间，要合理、有序。比如需要烧开水焯烫蔬菜，就可以先把水放入锅里烧，同时洗菜、切菜，处理食材。这样等水开了，食材也处理好了。如果先处理食材再烧水，烹饪用时就被拉长了。

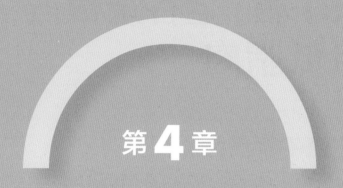

第 **4** 章

给全家人的午餐：
吃杂点，
降低下午的血糖高峰

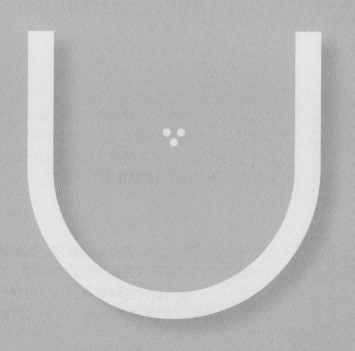

全家午餐：全谷杂粮占一半，适量低脂肉

糖友之家午餐三大原则

午餐在一日三餐中起着承上启下的作用。如果午餐吃不好、吃不对，餐后又没有时间运动，血糖很容易蹿高。糖尿病患者及其家人在安排午餐时要遵循下面三大原则。

午餐不能凑合，再忙也要吃	对糖尿病患者来说，午餐供应的热量要占全天热量的1/3 或 2/5。经过上午紧张的学习或工作，从早餐中获得的热量和营养不断被消耗，需要及时补充，为下午的工作或学习提供热量，因此糖尿病患者再忙也要吃饭，千万不要凑合将就。
午餐要定时定量，细嚼慢咽	糖尿病患者一日三餐应定时定量，规律饮食。两餐间隔一般以4～6小时为宜，因此午餐应安排在11：30～13:30。糖尿病患者午餐应细嚼慢咽，就餐时间以30分钟为宜，这样有助于提升饱腹感，缓解餐后血糖上升的速度，对肠胃也比较好。
午餐要合理搭配，种类多样、低脂低盐	糖尿病患者饮食应控糖、控油、控盐，合理搭配，均衡营养。主食控制在50~100克（熟重），全谷（粗粮）杂粮应该占到谷类食物的1/3～1/2。副食保证荤素搭配，种类多样，多吃绿叶蔬菜，补充膳食纤维和维生素，鱼、肉、蛋等摄入均衡，补充优质蛋白。

营养师有话说

上班族糖尿病患者自带食物推荐

建议上班族糖尿患者从家里带一些便携的食物，比如水煮蛋、无糖酸奶、牛奶、盒装豆浆，或生菜、黄瓜、番茄等生食蔬菜，以及低糖水果、坚果等，以弥补在外就餐的食物种类摄入不足。

糖友圈优秀午餐分享

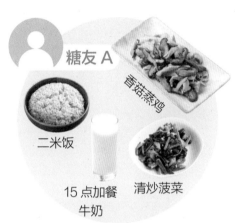

糖友 A

香菇蒸鸡

二米饭

15 点加餐
牛奶

清炒菠菜

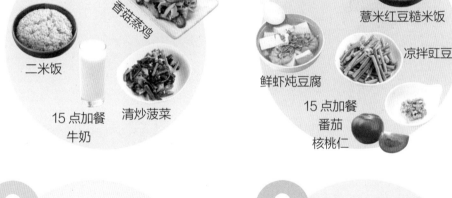

糖友 B

薏米红豆糙米饭

凉拌豇豆

鲜虾炖豆腐

15 点加餐
番茄
核桃仁

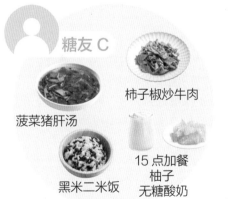

糖友 C

柿子椒炒牛肉

菠菜猪肝汤

15 点加餐
柚子
无糖酸奶

黑米二米饭

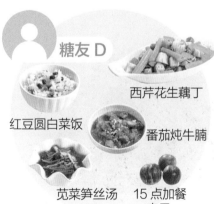

糖友 D

西芹花生藕丁

红豆圆白菜饭

番茄炖牛腩

苋菜笋丝汤

15 点加餐
李子

适合中青年人吃的午餐

中青年人控糖午餐好搭档

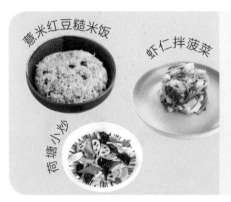

薏米红豆糙米饭

虾仁拌菠菜

荷塘小炒

营养师支招

虾仁拌菠菜含有叶酸、胡萝卜素、优质蛋白、钙等，营养又控糖；荷塘小炒色彩鲜艳，清心爽口，且能帮助调控血糖；糙米、薏米和红豆搭配做饭，能够补充植物蛋白及多种维生素，促进胃肠蠕动，延缓血糖升高，有利于控糖。

中青年人精选午餐食谱

热量/人
32 千卡

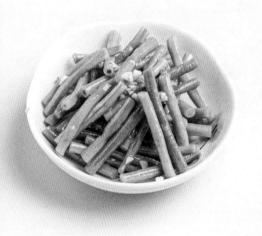

凉拌豇豆 （凉菜）

材料 豇豆 300 克。

调料 蒜末、醋各 10 克，盐 2 克，香油 3 克。

做法

1 豇豆去头尾，洗净，入沸水中焯熟，捞出过凉，切段。

2 将豇豆段倒入盘中，加入蒜末、醋、盐、香油，拌匀即可。

营养师有话说 🍴

凉拌豇豆，少糖、高纤

豇豆富含 B 族维生素和丰富的膳食纤维，将豇豆焯熟凉拌能保留其营养素，有助于延缓葡萄糖的吸收，改善胰岛素敏感性，利于控糖。

虾仁拌菠菜 （凉菜）

热量／人
58 千卡

材料 菠菜150克，虾仁、芋头各100克，熟白芝麻5克。

调料 香油、胡椒粉、盐各适量。

做法

1 虾仁洗净，去虾线，煮熟；菠菜洗净，焯烫1分钟，捞出过凉，切段；芋头洗净，去皮，切块，放入沸水中煮熟后捞出。

2 将菠菜段放入碗中，加入芋头块、虾仁和熟白芝麻拌匀，加盐、胡椒粉、香油调味，造型装盘即可。

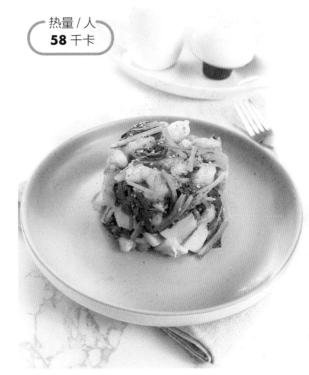

拌芦笋 （凉菜）

热量／人
25 千卡

材料 芦笋300克，红彩椒50克。

调料 葱白丝10克，蒸鱼豉油5克。

做法

1 芦笋洗净，去老根，切段；红彩椒洗净，去蒂及子，切细丝。

2 锅内加适量清水烧沸，放入芦笋段焯烫1~2分钟，捞出过凉。

3 芦笋段摆入盘中，淋上蒸鱼豉油，撒上葱白丝和红彩椒丝，拌匀即可。

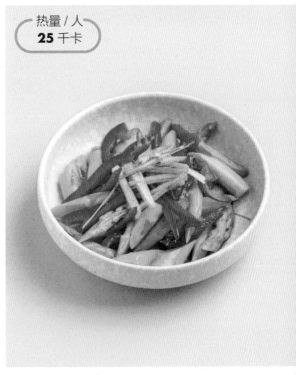

> **营养师有话说** ✗
>
> **拌芦笋鲜嫩爽脆，减脂又控糖**
> 拌芦笋色泽艳丽，口感鲜嫩爽脆，富含B族维生素、维生素C、膳食纤维等营养素，能延缓血糖上升，控糖减脂。

荷塘小炒 (热菜)

材料 山药、莲藕各 100 克，胡萝卜、荷兰豆各 50 克，干木耳 5 克。

调料 蒜片 10 克，盐 2 克。

做法

1. 干木耳用水泡发，洗净，撕小朵；胡萝卜洗净，切菱形片；莲藕洗净，去皮，切薄片；山药洗净，去皮，斜刀切薄片；荷兰豆去老筋，洗净。

2. 锅烧热水，依次将胡萝卜片、木耳、荷兰豆、莲藕片、山药片焯水。

3. 锅置火上，倒油烧至六成热，放入蒜片爆香，放入所有食材，迅速翻炒 2 分钟至熟，加盐调味即可。

热量 / 人
49 千卡

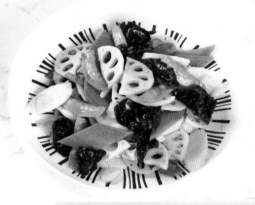

营养师有话说 🍴

要适当减少主食量

莲藕、山药、胡萝卜可以替代部分主食，易被吸收，从而更好地控制血糖。

蚝油香菇笋 (热菜)

材料 鲜香菇 200 克，冬笋、西蓝花各 100 克。

调料 蚝油 5 克。

做法

1. 香菇洗净，对半切开，焯水后沥干；冬笋洗净，去皮，切滚刀块；西蓝花洗净，掰成小朵。

2. 锅内水烧开，分别放入冬笋块和西蓝花焯烫，捞出沥干备用。

3. 锅内倒油烧至七成热，放入香菇、西蓝花和冬笋块炒，倒蚝油炒匀即可。

热量 / 人
40 千卡

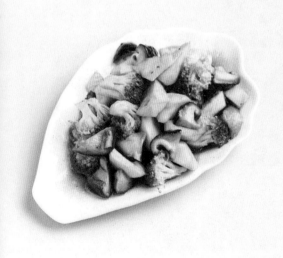

蚝油彩椒白玉菇 (热菜)

材料 白玉菇 150 克，红彩椒、黄彩椒、柿子椒各 50 克。

调料 蒜片 3 克，蚝油适量。

做法

1 白玉菇去根，掰开，洗净；彩椒和柿子椒洗净，去蒂除子，切丝。

2 锅内倒油烧热，爆香蒜片，放入白玉菇略炒，再放入彩椒丝和柿子椒丝，加入蚝油，大火翻炒至彩椒丝七成熟即可。

热量 / 人
29 千卡

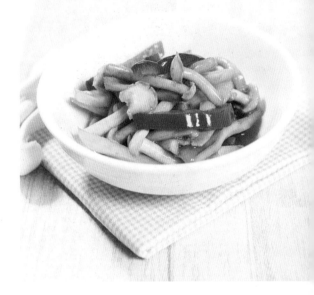

土豆炖牛肉 (热菜)

材料 土豆 300 克，牛肉 200 克。

调料 酱油、葱花、姜末、盐、香菜段各适量。

做法

1 土豆去皮，洗净，切块；牛肉去净筋膜，洗净，切块，放入沸水中焯去血水。

2 锅内倒油烧至七成热，下葱花和姜末炒香，放入牛肉块炒至半熟。

3 倒入土豆块翻炒均匀，加适量清水煮至其熟透，用酱油、盐调味，撒上香菜段即可。

热量 / 人
156 千卡

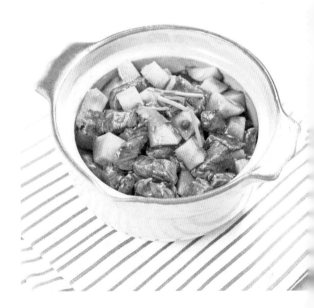

适合一般老年人吃的午餐

一般老年人控糖午餐好搭档

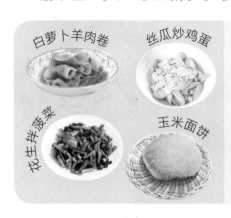

白萝卜羊肉卷　丝瓜炒鸡蛋
花生拌菠菜　玉米面饼

营养师支招

花生拌菠菜有助于增强胰岛素敏感性，改善胰岛素分泌；丝瓜炒鸡蛋富含蛋白质和膳食纤维，可减缓血糖上升速度；白萝卜羊肉卷可为糖尿病患者补充因糖异生而消耗的蛋白质；玉米面饼帮助调节胰岛素分泌，维护血糖平稳。

一般老年人精选午餐食谱

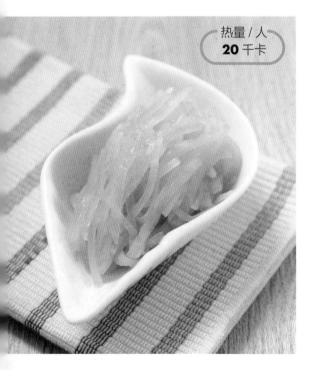

热量/人
20 千卡

凉拌莴笋丝 （凉菜）

材料 莴笋 400 克。

调料 苹果醋、盐、香油各适量。

做法

1 莴笋削皮，切细丝。
2 莴笋丝加盐、苹果醋拌匀，滴上香油即可。

营养师有话说

凉拌莴笋丝，减少用油量

凉拌莴笋丝仅用适量香油提香，减少了炒热菜时的用油量，可以减少对脂肪的摄入，更利于控糖。

花生拌菠菜 (凉菜)

材料 熟花生米 45 克，菠菜 300 克。

调料 蒜末 4 克，香油、盐各适量。

做法

1 菠菜择洗干净，入沸水焯 30 秒，捞出，凉凉，沥干水分，切段。

2 盘中放入菠菜段、熟花生米，用蒜末、盐和香油调味即可。

> **营养师有话说** 🍴
>
> 菠菜用沸水焯烫，去草酸，更控糖
> 菠菜在食用前宜用沸水焯透，以减少其中草酸的含量，避免影响钙的吸收，更有助于控糖。

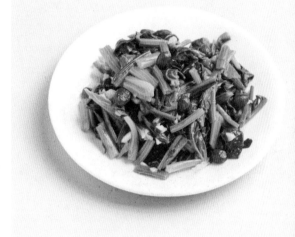

> **热量/人**
> **116 千卡**

时蔬炒魔芋 (热菜)

材料 魔芋豆腐 300 克，柿子椒、红彩椒、黄彩椒各 50 克，紫甘蓝 100 克。

调料 蒜片 5 克，盐 2 克。

做法

1 魔芋豆腐洗净，切片，放沸水中焯烫，捞出沥干；柿子椒、红彩椒、黄彩椒洗净，去蒂除子，切条；紫甘蓝洗净，切条。

2 锅内倒油烧至七成热，放入蒜片炒至微黄，再放魔芋片翻炒均匀。加蔬菜翻炒2分钟，加盐调味即可。

> **热量/人**
> **30 千卡**

> **营养师有话说** 🍴
>
> 控糖又通便
> 魔芋富含膳食纤维，搭配富含维生素的蔬菜，控糖、通便效果好。

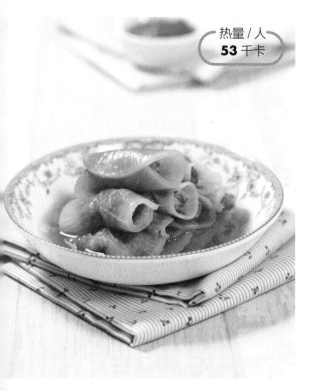

热量/人
53 千卡

白萝卜羊肉卷 （热菜）

材料 羊肉 100 克，白萝卜 250 克。

调料 姜末、蒜末各 3 克，酱油适量。

做法

1. 白萝卜洗净，切薄片，焯软；羊肉剁成馅，加姜末、蒜末、酱油搅匀，腌 15 分钟。

2. 将羊肉末放在萝卜片上，卷成卷，放在蒸盘中。蒸锅置火上，加水烧开后，放入羊肉卷蒸15分钟即可。

营养师有话说 🍴

白萝卜分段式吃法，保留更多

白萝卜顶部3～5厘米处维生素C含量最高，宜切成丝或条，快速烹饪。白萝卜中段到尾段富含淀粉酶和芥子油苷，有助于控血糖、抗氧化，宜生吃或凉拌。

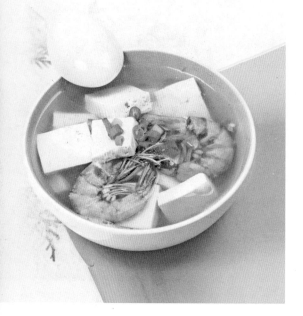

热量/人
118 千卡

鲜虾炖豆腐 （热菜）

材料 鲜虾、豆腐各 200 克。

调料 葱末、姜末各 5 克，料酒、生抽各适量。

做法

1. 鲜虾去虾线；豆腐切块。

2. 锅内倒油烧热后倒入姜末爆香，放虾快速翻炒至变色，加料酒、生抽炒匀。

3. 倒入适量开水，加入豆腐块，中火焖 3 分钟，撒上葱末即可。

黑米二米饭 主食

热量 / 人
258 千卡

材料 大米 150 克，黑米 75 克。

做法

1 黑米、大米洗净。

2 将黑米和大米一起放入电饭锅中，加入适量清水，按下"煮饭"键，煮熟即可。

营养师有话说 🍴

富含膳食纤维的黑米和大米搭配，更有利于控糖

黑米富含膳食纤维，搭配大米做成粗粮饭，不仅可口美味，而且能控制餐后血糖上升速度。其中的花青素还可以抗氧化，控制血糖升高。

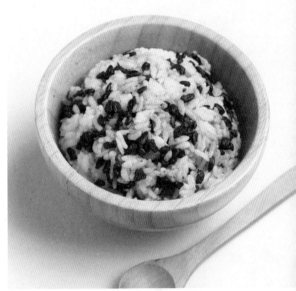

玉米面饼 主食

热量 / 人
354 千卡

材料 玉米面 200 克，面粉 100 克。

做法

1 将玉米面用开水烫一下去生味，加入面粉混合后加入适量清水，和成面团，静置 10 分钟。

2 将醒好的面团揪成小剂子，然后擀成巴掌大小的薄圆饼。

3 在平底锅里放少量油，用小火将面饼烙熟即可。

营养师有话说 🍴

玉米面 + 白面，有助于控糖

玉米面饼简单易做且美味。玉米面富含膳食纤维，搭配白面能减缓餐后血糖上升速度。

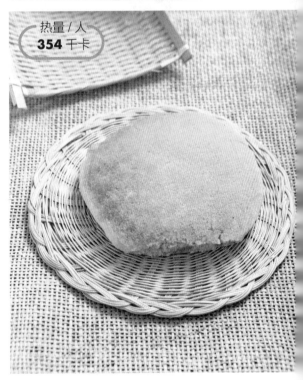

适合高龄老年人吃的午餐

高龄老年人控糖午餐好搭档

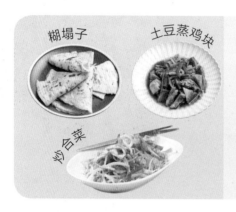

糊塌子　土豆蒸鸡块　炒合菜

营养师支招

炒合菜方便易做，味道鲜美清新，控糖效果佳；土豆蒸鸡块富含蛋白质和碳水化合物，可以替代一部分主食，而且蒸制更健康；糊塌子有菜有蛋，营养丰富、清淡适口、易消化，是高龄老年人的控糖好选择。

高龄老年人精选午餐食谱

热量/人
148 千卡

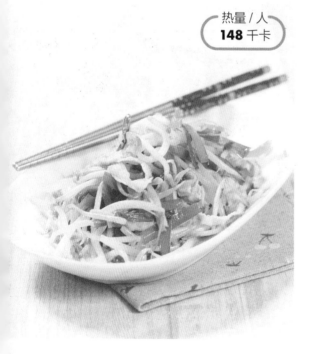

炒合菜 （热菜）

材料　韭菜 350 克，绿豆芽 500 克，鸡蛋 2 个。

调料　酱油 3 克，十三香适量。

做法

1　豆芽洗净，去根；韭菜洗净，切段；鸡蛋用少许油摊成鸡蛋饼，切丝。

2　锅中留油，放豆芽、韭菜，加酱油、十三香翻炒至快熟后加入蛋饼丝，翻炒均匀即可。

营养师有话说 🍴

炒合菜，帮助预防糖尿病并发冠心病

炒合菜是一道营养美味的家常菜，含有膳食纤维，帮助减少胆固醇的吸收，有助于预防糖尿病并发冠心病。

蒸三素 （热菜）

热量/人
26 千卡

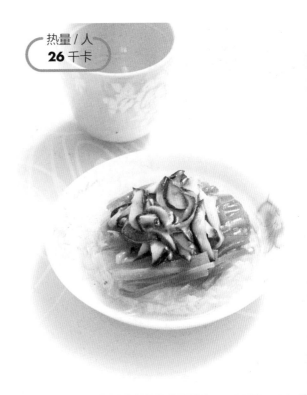

材料 鲜香菇、胡萝卜、大白菜各100 克。

调料 盐 2 克，香油适量。

做法

1 大白菜、胡萝卜、鲜香菇洗净，切丝。

2 香菇丝、胡萝卜丝、白菜丝放入蒸锅蒸 10 分钟，取出备用。

3 锅内倒水烧开，加盐、香油调味，淋入盘中即可。

翡翠白玉卷 （热菜）

热量/人
136 千卡

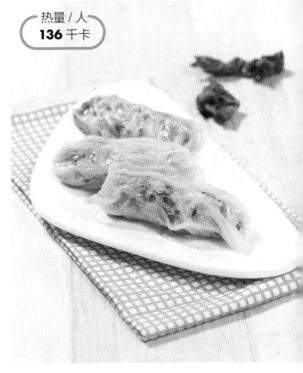

材料 大白菜叶、猪肉末各 200 克，水发木耳 50 克，虾皮 5 克。

调料 淀粉 5 克，胡椒粉 2 克，葱末、姜末、蒜末、香油、料酒、盐各适量。

做法

1 木耳洗净、切碎；大白菜叶洗净，入沸水中焯烫，捞出。

2 猪肉末中放入葱末、姜末、蒜末、木耳碎、虾皮，调入料酒、淀粉、胡椒粉、盐、香油搅拌均匀，做成肉馅。

3 将焯好的白菜叶铺开，取适量肉馅用白菜叶卷起，放入烧开的蒸锅内，蒸10分钟即可。

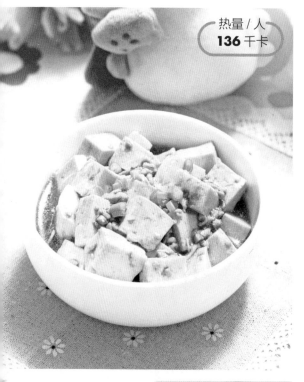

热量/人
136 千卡

肉末烧豆腐 (热菜)

材料 豆腐 350 克，牛肉 100 克。

调料 蚝油、生抽、蒜末、葱花各适量。

做法

1 豆腐洗净，切块；牛肉洗净，切末。

2 锅内倒油烧热，爆香蒜末，放入豆腐块和牛肉末，加入蚝油、生抽和适量清水，待豆腐入味后，大火收汤汁，撒葱花即可。

营养师有话说 🍴

肉末烧豆腐，味道鲜香，控糖更有效牛肉和豆腐搭配，不仅能补充热量，还能实现蛋白质的互补，更易于人体吸收。

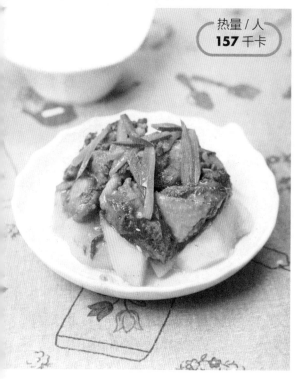

热量/人
157 千卡

土豆蒸鸡块 (热菜)

材料 鸡肉 200 克，土豆 150 克，柿子椒、红彩椒各 30 克。

调料 姜片、老抽各 5 克，豆瓣酱适量。

做法

1 鸡肉洗净，剁成小块，用姜片、老抽腌 1 小时，放入大碗中，加豆瓣酱拌匀；土豆洗净，去皮，切成滚刀块；柿子椒、红彩椒洗净，去蒂除子，切丝。

2 将鸡块、土豆块放入大碗中，铺上柿子椒丝、红彩椒丝，上笼蒸30分钟即可。

木耳三彩虾球 （热菜）

热量 / 人
49 千卡

材料 虾仁150克，水发木耳、圣女果、西蓝花各50克，面粉10克。

调料 盐适量。

做法

1 所有食材洗净，打成泥或碎。

2 将虾肉泥分成三份，分别与木耳碎、圣女果泥、西蓝花泥、适量面粉、盐搅拌上劲，挤成球状。

3 锅内倒入清水烧开，放入虾球大火煮开，转小火保持微沸，煮至虾球浮起即可。

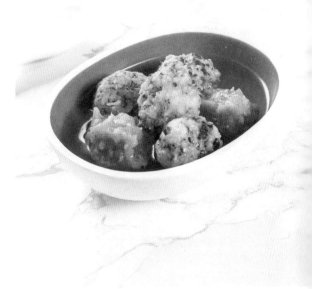

糊塌子 （主食）

热量 / 人
309 千卡

材料 面粉200克，鸡蛋2个，西葫芦300克，虾皮5克。

调料 盐2克。

做法

1 西葫芦洗净，切成细丝；虾皮用温水泡10分钟，洗净，捞出沥干。

2 取盆加入面粉、适量水，边倒水边搅动，加鸡蛋、虾皮、盐搅匀，放入西葫芦丝搅匀成糊。

3 不粘锅加底油烧热，加入一勺面糊，转动锅使面糊呈圆饼状，加盖煎至两面呈金黄色即可。

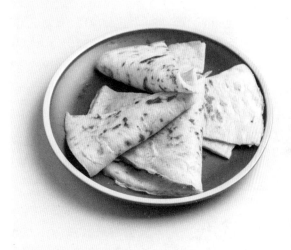

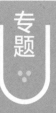

专题 补对营养素，血糖稳稳的

合理补充营养素，有利于糖尿病患者控制血糖水平。另外，高血糖能引起多尿，这会造成部分维生素及矿物质的流失，因此糖尿病患者应该比正常人更加积极地补充这些营养素。

膳食纤维

控糖原理：减少小肠对糖类和脂肪的吸收，促进胃排空。
食物来源：蔬果、全谷物、豆类等。
推荐摄入量：25~35克/天。

ω-3 脂肪酸

控糖原理：增强细胞膜活性，降低糖尿病的发病率。
食物来源：金枪鱼、三文鱼、核桃等。
推荐摄入量：每天占供能比的 0.5%~2.0%。

维生素 B$_1$

控糖原理：维持正常糖代谢和神经传导功能。
食物来源：谷类、豆类、坚果、动物内脏等。
推荐摄入量：男性 1.4 毫克/天，女性 1.2 毫克/天。

锌

控糖原理：有助于增强肌肉和脂肪细胞对葡萄糖的利用。
食物来源：牡蛎、牛肉、蛋黄、鱼虾、海带、豆类、南瓜子等。
推荐摄入量：男性 12.5 毫克/天，女性 8.5 毫克/天。

钙

控糖原理：刺激胰岛细胞，促进胰岛素正常分泌。
食物来源：奶及奶制品、鱼虾、豆类、绿叶蔬菜等。
推荐摄入量：800 毫克/天。

镁

控糖原理：对促进胰岛素的分泌有重要作用。
食物来源：坚果、奶及奶制品、海鲜、豆类、香蕉、绿叶蔬菜、小麦胚芽等。
推荐摄入量：330 毫克/天。

第 **5** 章

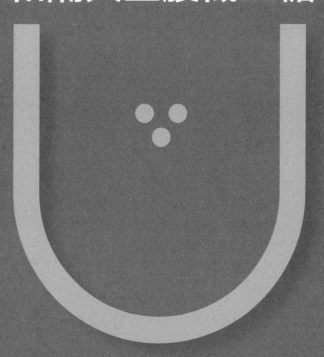

给全家人的晚餐：
吃少点，预防餐后高血糖
和隔天空腹低血糖

全家晚餐：偏素点、加入少量粗粮

稳控血糖的晚餐 5 字诀

早

晚餐时间越晚，胰岛素水平越低，血糖水平越高。进食晚餐的最佳时间是18：00~19：00，最晚不要超过20：00。

如果晚上睡得晚有饥饿感，21：00~22：00可以喝杯无糖豆浆或牛奶。这些食物饱腹感较强，又容易消化，对睡眠和血糖的影响较小。

少

晚餐摄入的总热量要少于早餐和午餐，但仍需保证营养均衡：粗细搭配的主食、富含蛋白质的肉蛋奶豆类、新鲜蔬菜都要有。

素

晚餐食材要"素"，最好少吃肉类，以蔬菜为主，主食要适量减少，适当吃些粗粮，烹调不能太油腻，否则容易导致脂肪摄入过多，加重肥胖和胰岛素抵抗。

淡

晚餐少吃过咸或辛辣的食物，也避免喝浓茶、咖啡，以免影响睡眠质量，进而影响第二天血糖。

动

晚餐后1小时，进行30分钟中等强度的运动，以身体微微出汗的程度为宜，可帮助降低餐后2小时血糖水平。

糖友圈优秀晚餐分享

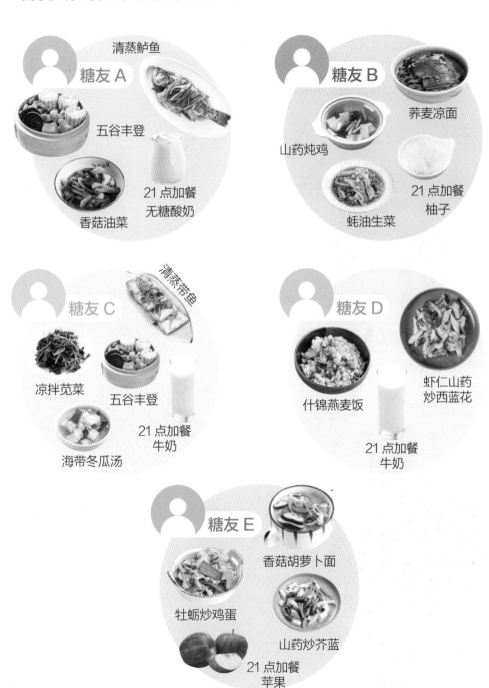

糖友 A
- 清蒸鲈鱼
- 五谷丰登
- 香菇油菜
- 21 点加餐 无糖酸奶

糖友 B
- 荞麦凉面
- 山药炖鸡
- 蚝油生菜
- 21 点加餐 柚子

糖友 C
- 清蒸带鱼
- 凉拌苋菜
- 五谷丰登
- 海带冬瓜汤
- 21 点加餐 牛奶

糖友 D
- 什锦燕麦饭
- 虾仁山药炒西蓝花
- 21 点加餐 牛奶

糖友 E
- 香菇胡萝卜面
- 牡蛎炒鸡蛋
- 山药炒芥蓝
- 21 点加餐 苹果

适合中青年人吃的晚餐

中青年人控糖晚餐好搭档

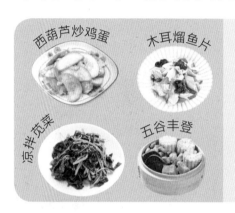

西葫芦炒鸡蛋　木耳熘鱼片　凉拌苋菜　五谷丰登

中青年人精选晚餐食谱

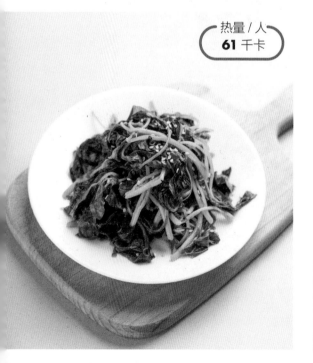

热量/人
61 千卡

凉拌苋菜 （凉菜）

材料　苋菜 450 克，白芝麻 5 克。
调料　盐适量。
做法
1 苋菜洗净，放入加了盐和油的沸水中焯烫一下，捞出，过凉，切段。
2 苋菜段放盘中，加白芝麻、盐拌匀即可。

清炒扁豆丝 （热菜）

材料 扁豆 300 克。

调料 蒜末 5 克，盐适量。

做法

1 扁豆洗净，切丝，放入加了盐和油的沸水中焯烫，捞出。

2 锅内倒油烧热，爆香蒜末，加入扁豆丝快炒，加盐调味即可。

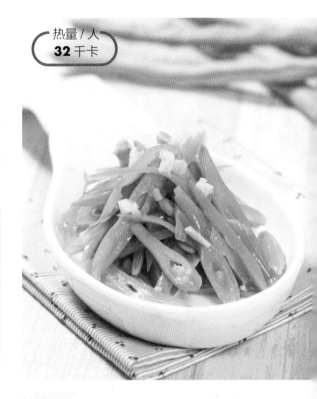

热量/人
32 千卡

> **营养师有话说** 🍴
>
> **扁豆一定要熟透后再食用**
>
> 扁豆含有 B 族维生素和膳食纤维等，有助于恢复胰岛素分泌功能。扁豆中含有皂苷，如果烹调不慎会出现消化道不适，甚至会发生中毒的情况，因此烹调扁豆时一定要待扁豆变色熟透后再食用。

家常炒菜花 （热菜）

材料 菜花 300 克，胡萝卜 100 克，干木耳 5 克。

调料 盐 2 克，蒜片、葱段适量。

做法

1 菜花洗净，切小朵，焯水；胡萝卜洗净，去皮，切花片，焯水；干木耳用温水泡发洗净，焯水。

2 锅内倒油烧至六成热，煸香蒜片和葱段，放入菜花、胡萝卜片、木耳翻炒，加盐调味即可。

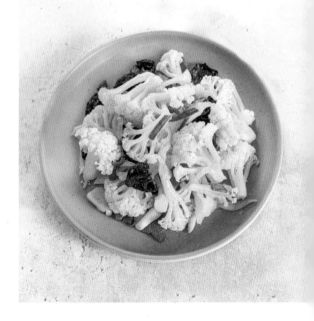

热量/人
41 千卡

> **营养师有话说** 🍴
>
> **菜花 + 胡萝卜，强身明目，利于控糖**
>
> 家常炒菜花富含铬、膳食纤维、铁、胡萝卜素等，饱腹感强，能帮助提高胰岛素的敏感性，有利于控糖。

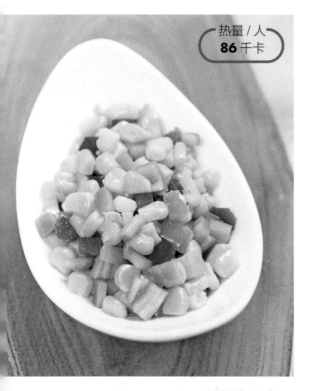

玉米粒炒柿子椒 （热菜）

材料 玉米粒300克，柿子椒50克，
红彩椒20克。

调料 盐适量。

做法

1 玉米粒洗净；柿子椒、红彩椒洗净，
去蒂除子，切丁。

2 锅置火上，放入油烧至八成热，加
入玉米粒炒匀，放入柿子椒、红彩
椒丁一起翻炒半分钟左右，加盐调
味即可。

芝士鲜笋 （热菜）

材料 竹笋150克。

调料 芝士粉10克，黑胡椒粉适量。

做法

1 竹笋洗净，剖开，焯烫2分钟，捞
出沥干水分，加入黑胡椒粉，拌匀。

2 将竹笋放在盘子里，撒芝士粉，覆
上保鲜膜封好，戳几个透气孔。

3 将竹笋放进微波炉里，用高火加热
4分钟即可。

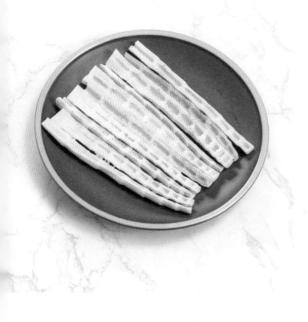

营养师有话说 🍴

烤制竹笋，香脆可口又控糖

竹笋是优质的控糖食材，具有低碳水、
高蛋白、低脂、高膳食纤维的特点，
竹笋搭配芝士粉用微波炉烤制，美味
可口，还能防便秘、控糖。

西葫芦炒鸡蛋 （热菜）

材料 西葫芦 250 克，鸡蛋 2 个。

调料 盐 2 克。

做法

1 西葫芦洗净，切片；鸡蛋打散，加盐搅匀，放入油锅中炒成块，盛出。

2 另起锅，倒油烧热，加入西葫芦炒至八成熟，放鸡蛋块翻炒，加盐调味即可。

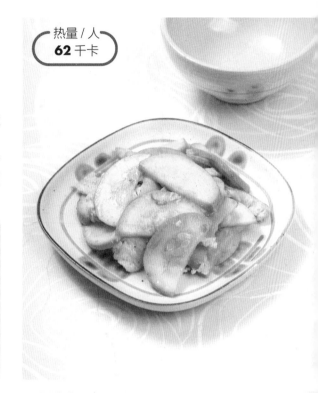

热量/人
62 千卡

营养师有话说 🍴

炒鸡蛋减油妙招

1. 炒鸡蛋用不粘锅，放油的时候可以用刷子在锅底刷上薄薄的一层，这样能减少用油量。

2. 鸡蛋液倒进锅里不要翻动，凝固成块后再翻动。

肉末冬瓜 （热菜）

材料 冬瓜 300 克，猪瘦肉 80 克，枸杞子 5 克。

调料 葱末、姜末各 5 克，盐 2 克。

做法

1 猪瘦肉洗净，剁成末；枸杞子浸泡；冬瓜洗净，去皮除子，切厚片，整齐地摆在盘中。

2 锅内倒油烧至七成热，炒香葱末、姜末，放肉末炒散，加盐炒匀后盛出放冬瓜片上，放枸杞子，入蒸锅蒸 8 分钟即可。

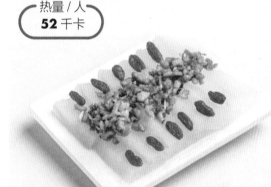

热量/人
52 千卡

营养师有话说 🍴

肉末冬瓜，热量低，控糖减肥

这道菜富含丙醇二酸、葫芦巴碱，有助于控制体内的糖类转化为脂肪，稳定血糖。

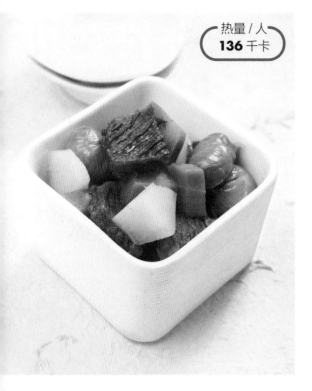

萝卜烧牛肉 （热菜）

材料 牛肉 250 克，白萝卜、胡萝卜各 150 克，熟板栗 25 克。

调料 葱段、姜片、酱油、料酒各 5 克。

做法

1 白萝卜和胡萝卜洗净，去皮，切块；牛肉洗净，切块，凉水入锅煮至七成熟，捞出；熟板栗去皮。

2 锅内放油烧热，爆香葱段、姜片，放入牛肉、开水、酱油、料酒，大火烧开，然后放入白萝卜块、胡萝卜块及板栗，煮至变软后收汁即可。

木耳熘鱼片 （热菜）

材料 草鱼肉 300 克，黄瓜、胡萝卜各 100 克，水发木耳 50 克，鸡蛋清 30 克。

调料 葱丝、姜丝、蒜末各 10 克，料酒 5 克，盐 2 克。

做法

1 草鱼肉洗净，切片，用鸡蛋清上浆；黄瓜、胡萝卜洗净，切片；水发木耳洗净，焯水；将葱丝、姜丝、蒜末、料酒调成汁。

2 锅内倒油烧热，放入胡萝卜片、木耳、盐、适量清水，烧开后，倒入鱼片、黄瓜片翻炒熟，倒入调味汁炒匀即可。

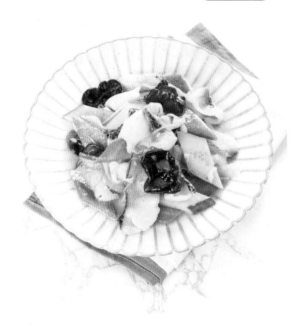

杏鲍菇牛肉粒 （热菜）

材料 牛肉 200 克，杏鲍菇 250 克。

调料 盐、黑胡椒粉各适量。

做法

1 牛肉洗净血水，切方块；杏鲍菇洗净，切方块。

2 锅内倒油烧热，倒入牛肉快速翻炒，断生后倒入杏鲍菇，加盐和黑胡椒粉调味即可。

> **营养师有话说 🍴**
>
> 杏鲍菇牛肉粒，补充体力，控糖促消化
> 牛肉含有丰富的铁、蛋白质和 B 族维
> 生素，能有效补充体力，搭配味道清
> 香的杏鲍菇，有助于降血脂、控糖、
> 促消化。

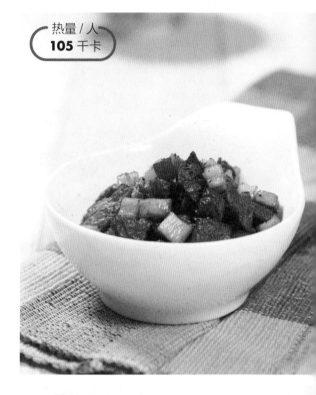

热量 / 人
105 千卡

鲜虾豆腐蔬菜汤 （汤品）

材料 豆腐 250 克，金针菇、菠菜、虾各 100 克。

调料 盐 2 克，香油适量。

做法

1 豆腐洗净，切块；鲜虾去头、去壳、去虾线，洗净；金针菇、菠菜去根，洗净，菠菜焯水。

2 锅内加水烧开，放入豆腐块、金针菇转中火煮 10 分钟。

3 放入虾煮熟，关火，放菠菜，加盐搅拌均匀，淋入香油即可。

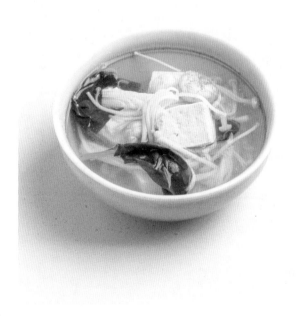

热量 / 人
121 千卡

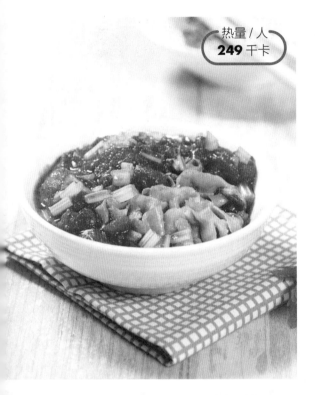

茄汁莜面窝窝 （主食）

材料 莜面、番茄各 200 克，芹菜 20 克。

调料 盐适量。

做法

1 将莜面放入盆中，一边加开水一边搅，揉成光滑的面团。

2 每次取约 3 克小面团，揉成长条形，放在案板上用手掌根部搓成片，用食指夹住一头卷成筒，接缝的地方捏紧，放入蒸锅蒸 15 分钟。

3 番茄洗净，去皮，切丁；芹菜洗净，切丁。

4 锅内倒油烧热，放入番茄炒出沙，加芹菜丁翻炒，加盐调味，浇在蒸好的莜面窝窝上即可。

五谷丰登 （主食）

材料 南瓜、栗子、玉米、花生、紫薯各 100 克。

做法

1 花生洗净，捏开小口；栗子剥皮取肉；紫薯、玉米分别洗净，切段；南瓜洗净，去瓤除子，切小块。

2 将食材摆入蒸笼中，大火蒸 30～40 分钟即可。

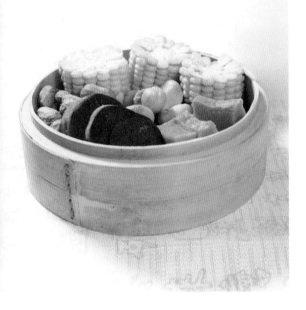

> **营养师有话说**
>
> **五谷丰登——优质碳水大集合**
> 五谷丰登简单易做，而且可以变换食材。其可以为人体提供丰富的膳食纤维，降低对糖类的吸收速度，有利于控血糖。

热量/人
249 千卡

热量/人
213 千卡

适合一般老年人吃的晚餐

一般老年人控糖晚餐好搭档

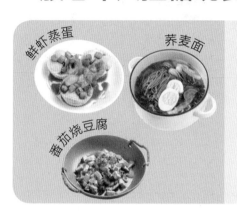

鲜虾蒸蛋
荞麦面
番茄烧豆腐

营养师支招

这款晚餐汇集了番茄、豆腐、鸡蛋、虾、荞麦面等家常食材，有菜有肉有主食，有优质碳水、优质蛋白，营养控糖两手抓，为身体供能，助力控糖。

一般老年人精选晚餐食谱

番茄烧豆腐 （热菜）

材料 豆腐 400 克，番茄 200 克。
调料 葱花 5 克，生抽 2 克。
做法

1 番茄洗净，去蒂，切块；豆腐洗净，切块。

2 锅内倒油烧热，放入豆腐块略炒，倒入番茄块，加生抽略炒，盖锅盖焖煮 5 分钟，撒上葱花即可。

营养师有话说 🍴

番茄搭配豆腐，补钙、强体、控糖
番茄富含维生素 C 和番茄红素，豆腐富含蛋白质和钙，二者搭配不仅补钙控糖，而且绵软美味，很适合作为老年糖尿病患者的晚餐。

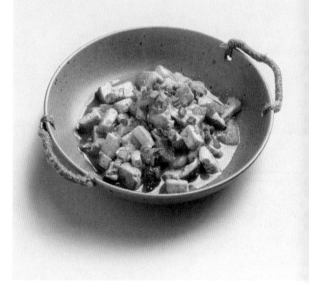

热量/人
122 千卡

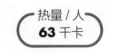

热量/人
63 千卡

毛豆烧丝瓜 （热菜）

材料 丝瓜 250 克，毛豆粒 100 克。
调料 葱丝、姜末、盐、水淀粉各适量。
做法
1 丝瓜洗净，去皮，切块；毛豆粒洗净，焯烫后捞出沥干。
2 油锅烧热，煸香葱丝、姜末，放毛豆粒、少量水烧 10 分钟，下丝瓜炒软，加盐调味，用水淀粉勾芡即可。

> **营养师有话说** 🍴
>
> 毛豆烧丝瓜，清爽滑嫩控糖
> 毛豆中含有蛋白质和多糖等营养素，有利于控糖。在做毛豆烧丝瓜时，用水淀粉勾稀芡，能减少用油量，但量不宜多。

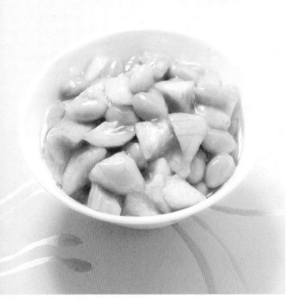

热量/人
34 千卡

茄汁菜花 （热菜）

材料 菜花 300 克，番茄 150 克。
调料 盐 2 克。
做法
1 菜花洗净，掰小朵，放入沸水中煮熟，捞出沥干；番茄洗净，切块。
2 锅内倒油烧至七成热，倒入番茄块翻炒至软，加菜花炒熟，加盐调味即可。

> **营养师有话说** 🍴
>
> 烹调菜花，宜短时间加热
> 烹调菜花尽量选择短时间加热的方法，焯烫断生之后马上盛出，以保持蔬菜的脆嫩感，并更好地保存维生素 C、叶酸等控糖营养素，维持血糖稳定。

鲜虾蒸蛋 （热菜）

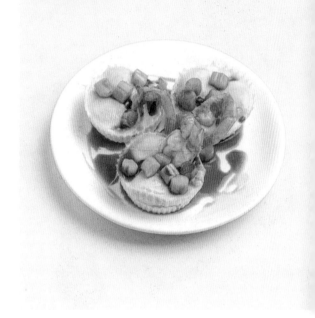

热量/人
117千卡

材料 大虾200克，鹌鹑蛋100克，芦笋50克。

调料 白胡椒粉3克，生抽适量。

做法

1 大虾留尾部壳，背部划一刀但不划断，去虾线，洗净，用白胡椒粉腌5分钟；芦笋洗净，煮熟后捞出切丁，沥干。

2 在模具上刷植物油防粘，将腌好的大虾各摆入一个模具中，每个模具打入2个鹌鹑蛋。

3 将大虾大火蒸3分钟左右出锅，加入芦笋丁，浇上生抽即可。

番茄巴沙鱼 （热菜）

热量/人
58千卡

材料 巴沙鱼200克，番茄100克。

调料 葱段、姜丝、盐各适量。

做法

1 将巴沙鱼解冻后，用厨房纸巾擦去水分，切小块，加姜丝、葱段腌10分钟后取出。

2 番茄顶上划"十"字，放在沸水中烫一下，去皮，切小块。

3 锅内倒油烧热，放入番茄块翻炒出沙，加适量水煮沸，倒入巴沙鱼块，煮熟，加盐调味即可。

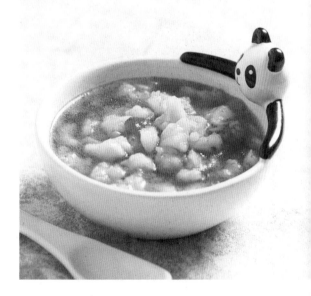

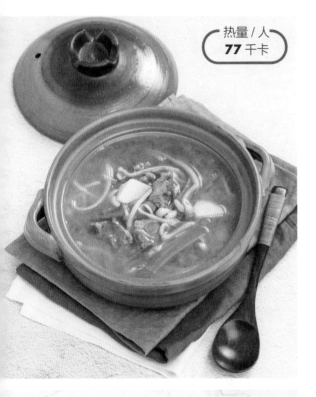

热量/人
77 千卡

牛肉片豆芽汤 （汤品）

材料 牛肉 125 克，黄豆芽 80 克，山药、胡萝卜、番茄各 50 克。

调料 葱末、姜丝、胡椒粉、盐各适量。

做法

1 所有食材洗净；牛肉切薄片；胡萝卜切丝；番茄切块；山药去皮切块。

2 锅内倒油烧热，爆香葱末和姜丝，放番茄块、牛肉片炒香，放黄豆芽、胡萝卜丝，继续翻炒，加入适量清水，放入山药块。

3 水烧开煮 15 分钟，加胡椒粉和盐调味即可。

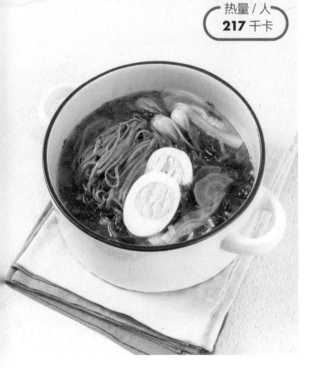

热量/人
217 千卡

荞麦面 （主食）

材料 荞麦面 250 克，娃娃菜、胡萝卜、油菜各 100 克，鸡蛋 3 个，紫菜 3 克。

调料 姜末、葱末、盐各适量。

做法

1 所有食材（除荞麦面）洗净；胡萝卜去皮、切片；娃娃菜切竖长条；油菜掰开；鸡蛋煮熟，去壳，切开。

2 锅热放油，爆香葱末和姜末，放胡萝卜片翻炒，加水煮开，下荞麦面至熟，加油菜、娃娃菜煮至断生，放紫菜，加盐调味，盛出，摆上鸡蛋即可。

适合高龄老年人吃的晚餐

高龄老年人控糖晚餐好搭档

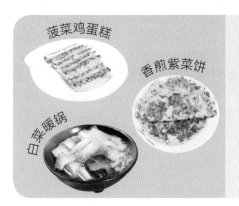

菠菜鸡蛋糕

香煎紫菜饼

白菜暖锅

营养师支招

菠菜鸡蛋糕口感软嫩；白菜暖锅有豆腐、白菜、香菇、魔芋丝，清爽又暖养身心；紫菜、鸡蛋和面粉搭配做成的饼，鲜美适口。这些晚餐能帮助高龄老年人降低空腹血糖，促进糖分解代谢，有效控糖稳糖。

高龄老年人精选晚餐食谱

菠菜鸡蛋糕 （热菜）

材料 菠菜 150 克，鸡蛋 3 个。

调料 盐、水淀粉、葱末各适量。

做法

1 菠菜洗净，焯水，沥干后切碎。

2 鸡蛋打散，把菠菜碎和葱末放入蛋液中，加水淀粉、盐搅拌均匀。

3 准备好容器（最好是长方形的），铺上保鲜膜，倒入蛋液，放入蒸锅中，大火蒸 10 分钟，取出切厚片装盘即可。

营养师有话说 🍴

菠菜 + 鸡蛋，促消化、控血糖

菠菜和鸡蛋是一种对高龄糖尿病患者很不错的搭配，二者同食易于消化，也可起到平稳血糖的作用。

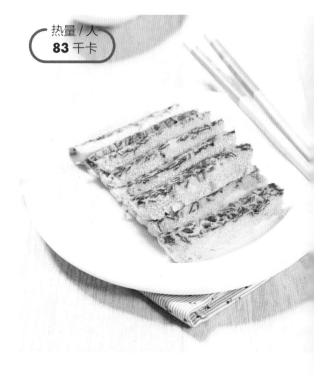

热量 / 人
83 千卡

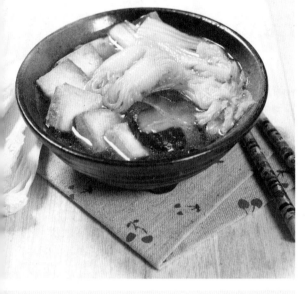

白菜暖锅 （热菜）

材料 大白菜 300 克，北豆腐 150 克，鲜香菇、魔芋丝各 20 克。

调料 生抽适量。

做法

1 魔芋丝用开水焯一下；大白菜洗净，切段；鲜香菇洗净，去蒂，切十字花；北豆腐切片，放入锅中加少量油略煎一下。

2 砂锅内加适量水，加入生抽，大火煮开后下入煎豆腐、魔芋丝、鲜香菇煮 5 分钟，放大白菜段，盖上锅盖煮熟即可。

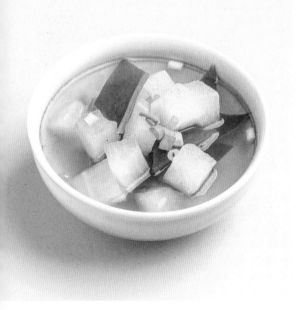

海带冬瓜汤 （汤品）

材料 冬瓜 300 克，水发海带 50 克。

调料 盐、葱末各适量。

做法

1 冬瓜洗净，去皮和瓤，切块；水发海带洗净，切块备用。

2 锅内加冬瓜块、海带块、适量清水煮沸，加盐调味，撒上葱末即可。

营养师有话说 🍴

冬瓜宜做汤

冬瓜适合做汤，除了搭配海带，薏米、绿豆等也是不错的选择，有助于除烦止渴、利小便、消水肿，改善糖尿病引起的水肿。

香煎紫菜饼 主食

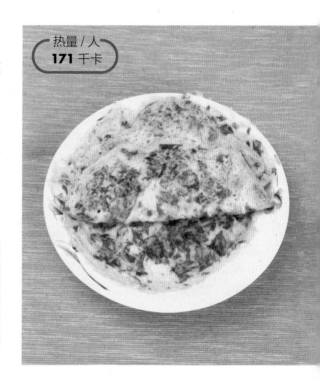

热量/人
171 千卡

材料 面粉100克，鸡蛋2个，紫菜
5克。

调料 盐少许，葱花适量。

做法

1. 紫菜撕碎；面粉中磕入鸡蛋，放入
盐、紫菜碎、葱花、清水调成糊。

2. 锅中放少许油，倒入面糊，两面煎
至金黄即可。

> **营养师有话说** ✕
>
> 紫菜与谷类同食营养互补
> 谷类的植物蛋白中多缺少赖氨酸，紫
> 菜中则含有丰富的赖氨酸，二者同食，
> 实现了蛋白质互补。

圆白菜鸡蛋饼 主食

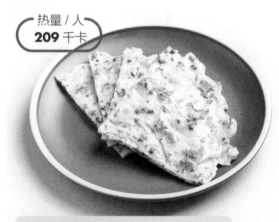

热量/人
209 千卡

材料 圆白菜、面粉各100克，玉米
面、牛肉末各30克，鸡蛋1个。

调料 盐2克。

做法

1. 圆白菜洗净，切碎；牛肉末炒熟；
鸡蛋打散，备用。

2. 面粉中加入玉米面、鸡蛋液、圆白
菜碎、熟牛肉末、盐和适量水，搅
拌成糊状。

3. 不粘锅中加入少许油烧至微热，倒
入面糊，摊至薄厚均匀，煎至两面
金黄即可。

> **营养师有话说** ✕
>
> 面粉搭配玉米面控糖效果好
> 做饼时，血糖控制不好的人可加入一
> 点玉米面替代部分面粉，能帮助调节
> 胰岛素分泌。用不粘锅做饼能减少用
> 油量。

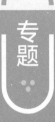

专题 灵活加餐，消除饥饿感

加餐是指三餐之外的额外进食，对于糖尿病患者来说，学会加餐很重要。从食物数量上来说，加餐应少于正餐的1/2或更少。例如，加餐食物为主食（面条、馒头等）时，一般用量为25~50克，否则就会本末倒置。

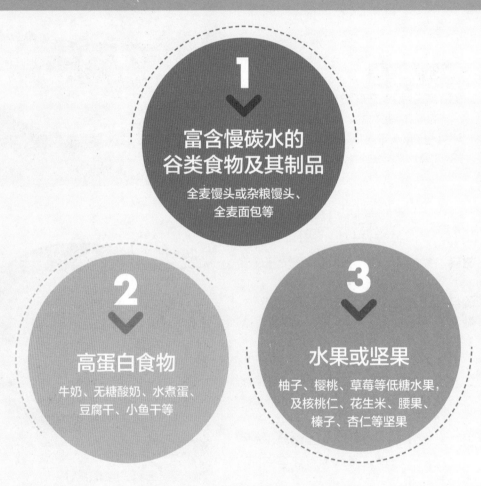

1

富含慢碳水的谷类食物及其制品

全麦馒头或杂粮馒头、全麦面包等

2

高蛋白食物

牛奶、无糖酸奶、水煮蛋、豆腐干、小鱼干等

3

水果或坚果

柚子、樱桃、草莓等低糖水果，及核桃仁、花生米、腰果、榛子、杏仁等坚果

加餐时间最好能够相对固定，一般选择在易发生低血糖之前的时段，这对预防低血糖是非常有帮助的。对于经常发生低血糖的糖尿病患者来说，适当、科学地加餐有助于稳定病情。加餐的最佳时间段为9：00~10：00、15：00~16：00、21：00~22：00。

第**6**章

便当、加餐、外食，
照样能吃好

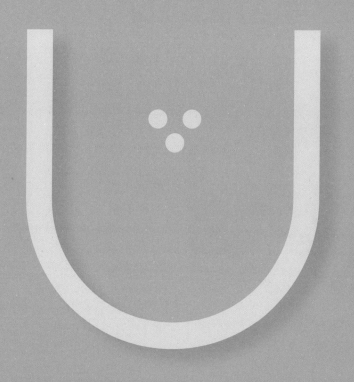

上班族控糖便当

上班族便当搭配技巧

1 主食粗细搭配，以满足热量和体能需求。也可用红薯、紫薯、南瓜等代替部分米面，以增加饱腹感，辅助控糖。
2 多点色彩丰富的蔬菜，以满足维生素和膳食纤维需求，优选根茎类蔬菜，二次加热也不变色。
3 优质蛋白类食物要充足，选低脂瘦肉（比如鸡胸肉、牛瘦肉）、蛋奶等。
4 避免拌饭、炒面、盖浇饭类。

上班族精选控糖便当食谱

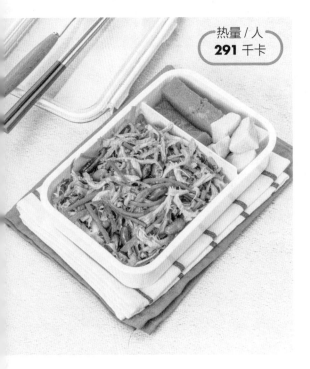

热量 / 人
291 千卡

苦菊鸡丝南瓜便当 （便当）

材料 鸡胸肉、芋头、南瓜各 100 克，苦菊、胡萝卜各 50 克，花芸豆 20 克。

调料 蒜泥、香油、生抽、醋、盐各适量。

做法

1 所有食材洗净；苦菊掰成两半；胡萝卜刨丝；南瓜去瓤，切条，蒸熟；芋头去皮，切块，蒸熟；花芸豆煮熟。
2 鸡胸肉煮熟，撕成丝；将蒜泥、生抽、醋、香油、盐调成料汁。
3 把料汁倒入鸡丝、苦菊、胡萝卜丝和花芸豆里拌匀。
4 饭盒中放上拌好的菜，配芋头、南瓜即可。

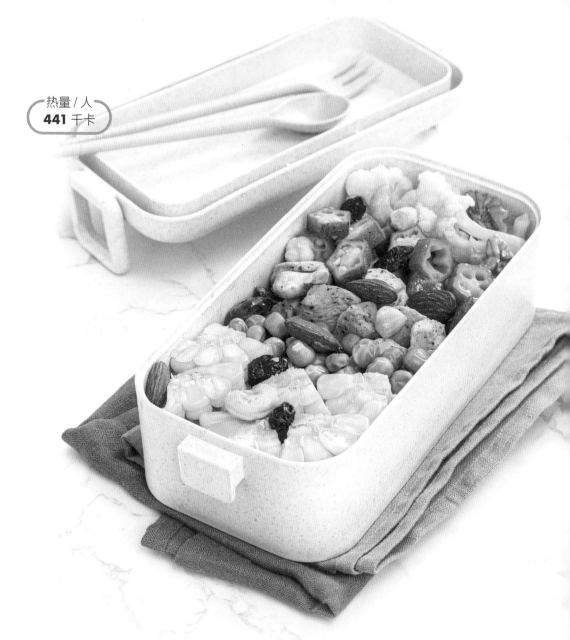

鸡胸秋葵玉米便当 便当

材料 玉米200克，鸡胸肉100克，
秋葵60克，菜花50克，坚果、
豌豆各10克。

调料 油醋汁、料酒、黑胡椒粉各
适量。

做法

1 所有食材（除坚果）洗净；秋葵
焯熟，切丁；豌豆焯熟；菜花切小
朵，焯熟；玉米切段，蒸熟。

2 鸡胸肉切块，用料酒、黑胡椒粉抓
匀，腌10分钟，入烤箱烤熟，盛出。

3 饭盒中放入鸡胸肉、秋葵丁、菜花
和豌豆，撒上坚果、淋入油醋汁，
再放入玉米段即可。

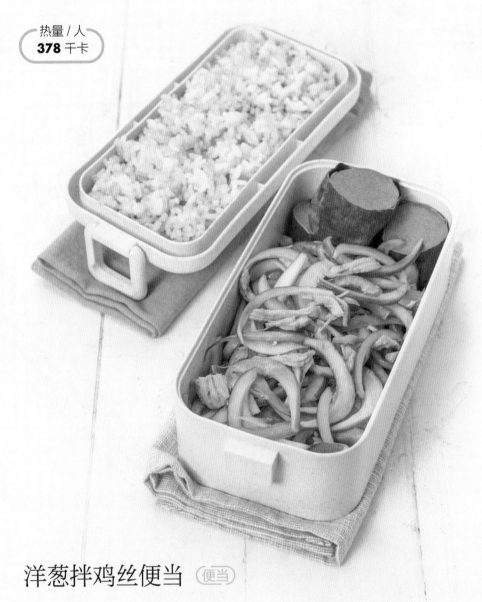

洋葱拌鸡丝便当 便当

材料　鸡胸肉、柿子椒各100克，洋
　　　葱60克，红薯50克，糙米、
　　　大米各20克，藜麦10克。
调料　生抽适量。
做法

1　大米、藜麦和糙米提前浸泡2小
　　时，放入电饭锅，加适量清水，摁
　　下"蒸饭"键，焖熟，盛出备用。

2　鸡胸肉煮熟，撕成丝；柿子椒去蒂
　　除子，切丝；洋葱去皮，切丝；红
　　薯切块，蒸熟。

3　在鸡丝、柿子椒丝、洋葱丝中加生
　　抽，拌匀。

4　饭盒中放入洋葱柿子椒拌鸡丝、蒸
　　红薯、藜麦糙米饭即可。

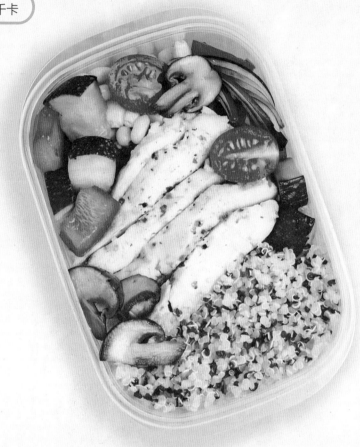

煎鸡胸香菇藜麦饭便当 （便当）

材料　鸡胸肉 100 克，洋葱、鲜香菇
　　　60 克，三色藜麦米 50 克，玉
　　　米粒、圣女果、西葫芦、黄瓜、
　　　红彩椒各 20 克。

调料　盐、黑胡椒碎各适量。

做法

1　所有食材洗净；鸡胸肉切条，加盐、
　　黑胡椒粒略腌；洋葱切丝；鲜香菇
　　切片；红彩椒去蒂除子，切块；西
　　葫芦、黄瓜切块；圣女果对半切开。

2　三色藜麦米放入电饭锅，加适量清
　　水，摁下"蒸饭"键，焖熟，盛出
　　备用。

3　锅内倒油烧热，放入洋葱丝、鸡胸
　　肉条、香菇片、西葫芦块煎熟，加
　　盐调味，盛出，和三色藜麦饭、其
　　他所有食材放入饭盒中即可。

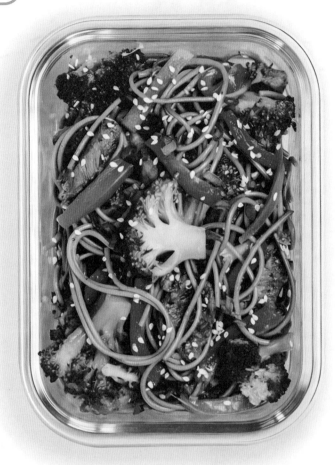

热量/人
203 千卡

牛肉荞麦面便当 便当

材料 牛肉、西蓝花各 60 克，红彩
椒、荞麦面条各 50 克，熟白芝
麻 5 克。

调料 黑胡椒、生抽、香油各适量。

做法

1 所有蔬菜洗净；西蓝花切小朵、胡
萝卜切条，分别焯熟；红彩椒去蒂

除子，切条；荞麦面条煮熟，过凉
水，加香油拌开，备用。

2 牛肉洗净，切条，加黑胡椒、生抽
略腌，放锅中炒熟，盛出备用。

3 将西蓝花、红彩椒条、牛肉条和荞
麦面条拌匀，放入便当盒中，撒上
白芝麻即可。

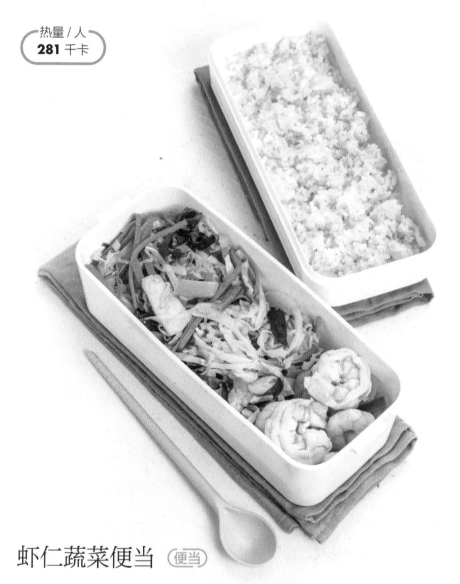

虾仁蔬菜便当 （便当）

材料 虾仁、圆白菜各100克，胡萝卜50克，小米30克，大米20克，杏鲍菇30克，干木耳2克。

调料 姜片、蒜末、黑胡椒、盐、青蒜段各适量。

做法

1 所有食材洗净。

2 将大米和小米一起放入电饭锅中，加适量水焖成二米饭，盛出备用。

3 圆白菜、胡萝卜切丝；干木耳泡发，切丝；杏鲍菇切片。

4 锅热放油，爆香蒜末，依次放胡萝卜丝、杏鲍菇片、木耳丝、圆白菜丝翻炒至熟，盛出。

5 锅留底油，放虾仁，加青蒜段、姜片、少许盐和适量清水，盖上锅盖，焖3分钟，和炒蔬菜、二米饭一起放入饭盒即可。

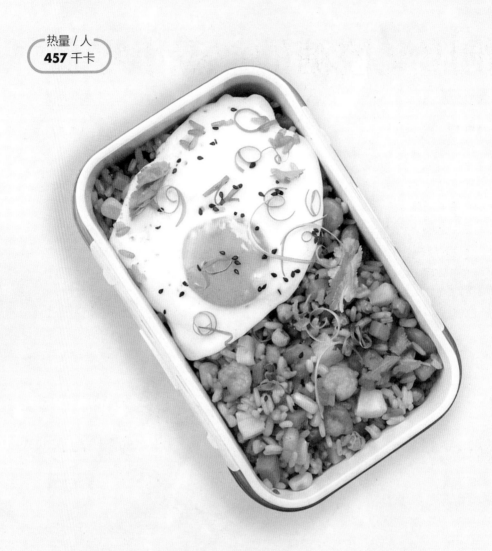

太阳蛋时蔬拌饭便当 便当

材料 鸡蛋1个，米饭80克，虾仁、胡萝卜、白萝卜、玉米粒、豌豆各50克，熟黑芝麻5克。

调料 生抽、香油、葱丝、香菜叶各适量。

做法

1 所有食材洗净；胡萝卜、白萝卜切丁，和虾仁、玉米粒、豌豆分别焯熟。

2 锅热放油，将鸡蛋打入锅中，煎熟，盛出。

3 将米饭、胡萝卜丁、白萝卜丁、虾仁、玉米粒、豌豆加生抽、香油拌匀，放入饭盒中，摆上鸡蛋，撒上葱丝、香菜叶、熟黑芝麻即可。

饱腹又控糖的加餐小零食

选择加餐小零食要点

营养师支招

1 加餐要纳入每天的总热量中，作为正餐的补充。
2 宜选择低糖、低脂、低热量的加餐，宜在两餐间食用，睡前不宜食用。
3 宜与正餐营养搭配，如果正餐缺少蔬菜，加餐就选番茄、黄瓜等；如果正餐蛋白质吃得少，加餐就选肉蛋奶豆类。
4 与自身情况结合。老年糖尿病患者，可以选肉蛋奶豆类，以补充蛋白质；上班族糖尿病患者应注意补充维生素、矿物质和膳食纤维。

精选加餐小零食

烤苹果片 （零食）

材料 苹果 300 克。
调料 盐少许。
做法

1 苹果洗净，切薄片；切好的苹果片放进淡盐水中以防氧化；用厨房纸巾吸去苹果中多余的水分；用吹风机的热风档吹 2 分钟。
2 将苹果片均匀地码放在烤盘上，用小火烘烤 10 分钟，使其水分蒸发。调至高火，加热 4 分钟，取出翻一次面，擦去烤盘上的水分后再加热 4 分钟。
3 将烤盘更换为微波炉专用烤架，码入苹果片，高火加热 4 分钟，取出翻面后再加热 2 分钟即可。

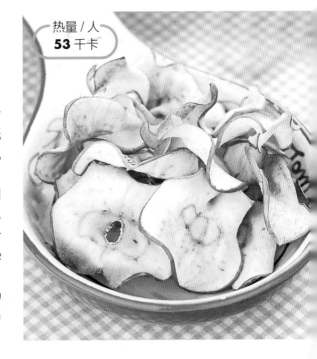

热量 / 人
53 千卡

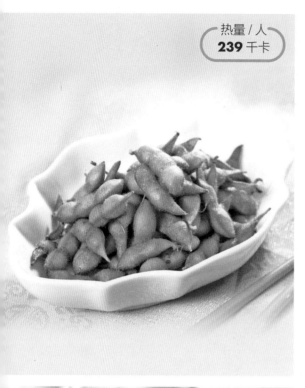

热量 / 人
239 千卡

煮毛豆 （零食）

材料 毛豆 500 克，大蒜 50 克。

调料 香叶 2 片，大料 1 个，花椒、生抽、老抽各适量。

做法

1 毛豆用盐水泡 10 分钟洗净，去两端；大蒜去皮，磨成蒜蓉；香叶、大料、花椒洗净，加水、生抽、老抽煮出味道。

2 毛豆倒入锅中，滴少许油，煮至毛豆变熟捞出，待煮豆子的水变凉后将毛豆倒入浸泡 2 小时即可。

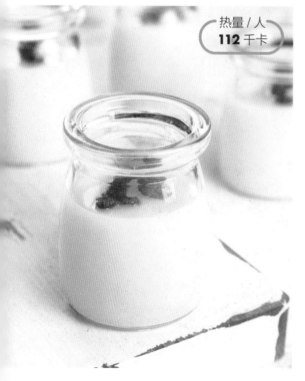

热量 / 人
112 千卡

果干烤布丁 （零食）

材料 牛奶 200 克，鸡蛋 2 个，蔓越莓干、葡萄干各 10 克。

做法

1 葡萄干用清水浸泡 10 分钟；鸡蛋打入碗中，倒入牛奶一起搅拌均匀。

2 把搅拌好的牛奶蛋液过筛 2~3 次，放置半小时。

3 小瓶中倒入牛奶蛋液，表面加盖锡箔纸。

4 将小瓶放到加满水的烤盘中，放入烤箱，以 165°C 烤 35 分钟，取出点缀葡萄干、蔓越莓干即可。

坚果草莓酸奶 （零食）

材料 无糖酸奶300克，草莓50克，
腰果、开心果仁、核桃仁各
10克。

做法

1 草莓去蒂，洗净，切小丁。
2 无糖酸奶放入碗中，将草莓丁、核
桃仁、开心果仁、腰果撒在酸奶
上，搅拌均匀即可。

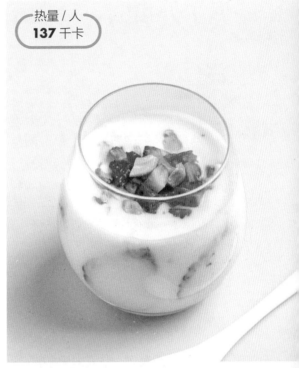

热量/人
137 千卡

营养师有话说 🍴

坚果草莓酸奶缓解疲劳，有效控糖
坚果草莓酸奶作为加餐小零食，饱腹
感强，富含优质蛋白、钙、维生素C、
维生素E等，可以帮助控糖、缓解疲
劳、滋润皮肤。

红豆双皮奶 （零食）

材料 牛奶250克，熟红豆20克，
蛋清2个（60克）。

做法

1 牛奶用中火稍煮，倒入碗中，放凉后
表面会结一层奶皮。拨开奶皮一角，
将牛奶倒进蛋清中，碗底留下奶皮。
2 把蛋清牛奶混合物沿碗边缓缓倒进
留有奶皮的碗中，奶皮会自动浮起
来。盖上保鲜膜，隔水蒸15分钟，关火
闷5分钟，冷却后点缀熟红豆即可。

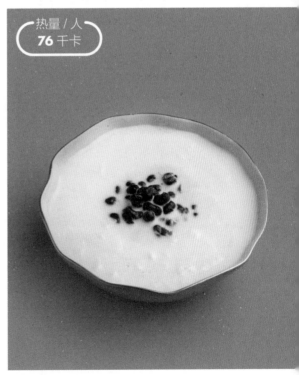

热量/人
76 千卡

营养师有话说 🍴

红豆双皮奶，补钙稳糖
红豆双皮奶甘甜嫩滑，作为小零食既
能补充热量也能补充蛋白质，是一道
适合糖尿病患者的美味加餐小零食。

偶尔外食时，请收下控糖秘籍

中式快餐怎么吃

米饭类

- 米饭少吃一点，加一份蔬菜。
- 蔬菜中如果有土豆、胡萝卜、山药等，要再减少米饭的量。
- 不要吃加了油和调料的炒饭或汤泡饭。

面食类

- 面条少吃一点，加一分肉或鸡蛋。
- 多加蔬菜。
- 不要喝汤。

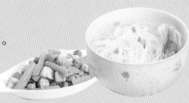

自选式食堂怎么吃

推荐 ✓

- 蔬菜类，比如白灼菜心、大拌菜等。
- 清蒸类，比如清蒸鱼、清蒸排骨等。
- 砂锅类，比如牛肉砂锅、三鲜砂锅等，避开淀粉类丸子。

不推荐 ✗

- 铁板类，比如铁板鱿鱼、铁板烤肉等，烹调时一般会放很多油。
- 糖醋类，比如糖醋排骨、糖醋鱼等，酱料中含有大量糖分。
- 油炸类，比如炸猪排、地三鲜、锅包肉等，外层往往包裹着很多淀粉。

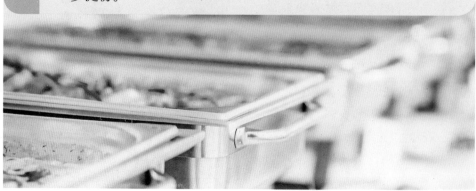

推荐 ✓

- 饮品，比如热牛奶、茶、黑咖啡等。
- 牛肉汉堡，多放生菜、番茄、洋葱等，不要酱。
- 蔬菜沙拉，只用盐、黑胡椒、橄榄油调味，不加市售沙拉酱。

不推荐 ✗

- 含糖饮料、炸鸡块、炸薯条、鸡腿堡（包裹很多淀粉且经过油炸）。

推荐 ✓

- 即食无添加鸡胸肉（注意量，不要多吃），搭配时蔬沙拉一起吃。
- 关东煮，可选鸡蛋、豆腐、白萝卜、章鱼等。

不推荐 ✗

- 炸串及馅饼，油多、热量高。
- 各种饭团和盒饭，主食占比多，且酱汁中含大量的糖分。

推荐 ✓

- 火锅食材可选择鱼虾类、蘑菇类、未经油炸的豆制品、去皮禽类、蔬菜类等。
- 汤底尽量选择清淡类型。

不推荐 ✗

- 不选各种丸子，毛肚、鸭肠等内脏，油豆腐、油泡等经过油炸的豆制品。
- 不选牛油火锅，脂肪含量过高。
- 不选商家配好的酱料，建议用基础调料现吃现调，避免选热量高的芝麻酱、香油等，可选蒜泥 + 香菜 + 醋等。

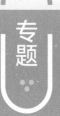

外出点餐时
常见家常菜 "红绿灯"

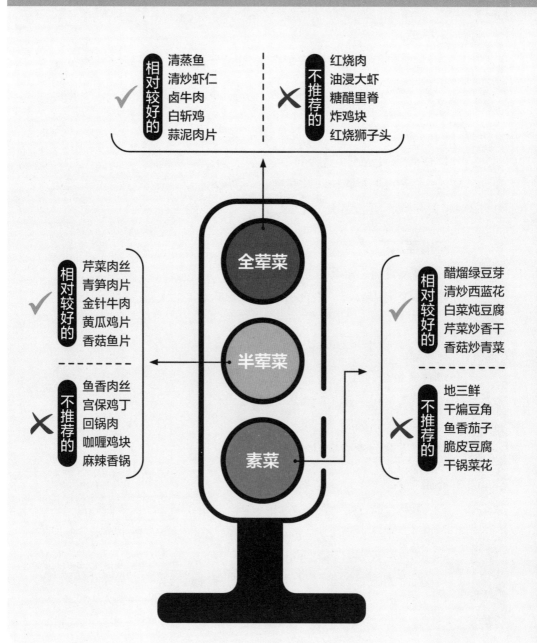

相对较好的 ✓
清蒸鱼
清炒虾仁
卤牛肉
白斩鸡
蒜泥肉片

不推荐的 ✗
红烧肉
油浸大虾
糖醋里脊
炸鸡块
红烧狮子头

相对较好的 ✓
芹菜肉丝
青笋肉片
金针牛肉
黄瓜鸡片
香菇鱼片

不推荐的 ✗
鱼香肉丝
宫保鸡丁
回锅肉
咖喱鸡块
麻辣香锅

相对较好的 ✓
醋熘绿豆芽
清炒西蓝花
白菜炖豆腐
芹菜炒香干
香菇炒青菜

不推荐的 ✗
地三鲜
干煸豆角
鱼香茄子
脆皮豆腐
干锅菜花

全荤菜

半荤菜

素菜

第 **7** 章

不同人群和并发症患者的
控糖饮食

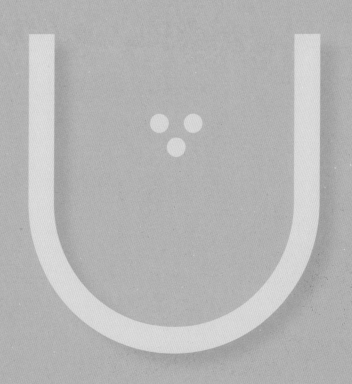

一般老年糖尿病患者控糖饮食

一般老年糖尿病患者控糖饮食要点

饭菜宜香。老年人味觉减退、食欲较差，吃东西时常觉得缺少滋味。因此，为老年人做饭菜时，要注意色、香、味的搭配，以提高老年人的食欲。

饭菜宜软。老年人牙齿常有松动和脱落的现象，咀嚼力变弱，消化液和消化酶分泌量减少，胃肠消化功能降低，因此饭菜质地以软烂为好，可采用蒸、煮、炖、烩等烹调方法。尽量避免选择膳食纤维较粗、不易咀嚼的食物。

吃饭宜早。"早"就是到了饭点就得吃饭。另外，从中医角度讲，早上7：00~9：00是胃经当令的时候，所以早饭最好安排在这个时间。中医认为"胃不和则卧不安"，因此晚饭也应尽量早吃。晚餐吃得太晚，容易造成热量堆积，还会影响睡眠。

一般老年糖尿病患者控糖食谱推荐

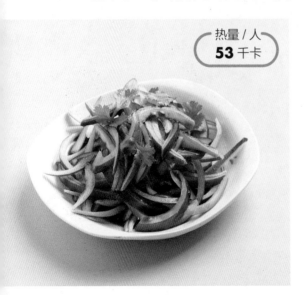

热量 / 人
53 千卡

拌洋葱 （凉菜）

材料 洋葱 400 克。

调料 酱油、醋、香油、香菜叶各适量。

做法

1 洋葱剥去外皮，洗净，切丝；香菜叶洗净，切段。

2 将酱油、醋、香油倒入碗中调成料汁，浇在洋葱丝上拌匀，放入香菜叶段即可。

豆腐皮鹌鹑蛋 （热菜）

材料 鹌鹑蛋 120 克，豆腐皮 100 克。

调料 大料 1 个，老抽 5 克。

做法

1 鹌鹑蛋洗净，煮熟盛出，去壳；豆腐皮洗净，切条。

2 锅中放入适量清水、老抽、大料，大火煮开后转小火煮出味。

3 放入鹌鹑蛋、豆腐皮条，煮沸后继续煮 10 分钟即可。

热量 / 人
152 千卡

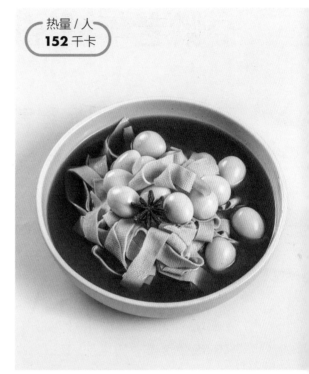

木耳炒大白菜 （热菜）

材料 大白菜 300 克，干木耳 5 克。

调料 盐 2 克。

做法

1 大白菜洗净，切片；干木耳泡发，洗净，去蒂，撕小块。

2 锅内倒油烧热，下木耳翻炒，加入大白菜炒熟，加盐调味即可。

热量 / 人
24 千卡

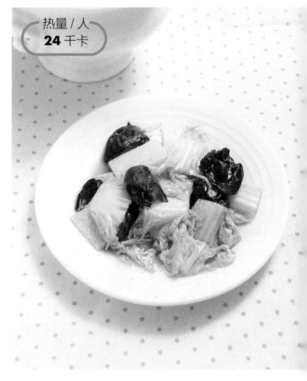

高龄老年糖尿病患者控糖饮食

高龄老年糖尿病患者控糖饮食要点

饮食宜热。高龄老年人抵抗力差，吃冷食容易引起胃壁血管收缩，使供血量减少，并引起其他内脏血液循环量减少，不利于健康。因此，高龄老年人的饮食应稍热一些。

食量宜少。古人常说"饭吃八分饱，少病无烦恼"，就是说每顿饭不要吃过饱，给肚子留两分的空间。如果长期贪多求饱，既增加胃肠的负担，也不利于控血糖。

质量宜好。高龄老年人需用较多的蛋白质来弥补身体消耗。可适当多吃些鸡肉、鱼虾、羊肉、牛肉、猪瘦肉、大豆及其制品和蛋奶制品，这些食物所含蛋白质均属优质蛋白，可以为高龄老年糖尿病患者提供所需的蛋白质。

高龄老年糖尿病患者控糖食谱推荐

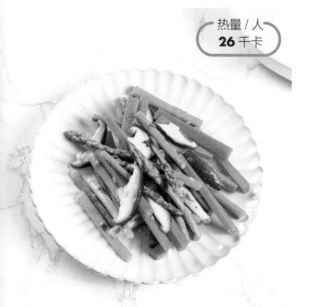

热量 / 人
26 千卡

香菇胡萝卜炒芦笋 （热菜）

材料　芦笋 200 克，胡萝卜 100 克，鲜香菇 30 克。

调料　蒜末 5 克，盐 2 克。

做法

1　所有食材洗净；香菇切片；胡萝卜去皮、切细条；芦笋切段。

2　锅内倒油烧热，炒香蒜末，加胡萝卜条、香菇片、芦笋段炒熟，加盐调味即可。

冬瓜肉丸汤 (汤品)

材料 冬瓜 300 克，猪瘦肉 50 克。

调料 姜丝、葱末、姜末、香菜末、
料酒、盐、香油各适量。

做法

1 冬瓜去皮除子，切片；猪瘦肉洗净，
剁成泥，加葱末、姜末和料酒，朝
一个方向搅打至上劲，做成肉丸。

2 锅置火上，加适量清水和姜丝，将
肉丸放入锅里煮熟，加入冬瓜片煮
熟，用盐和香油调味，撒上香菜末
即可。

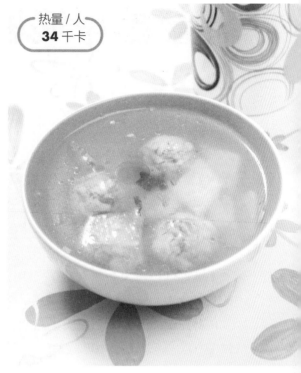

热量 / 人
34 千卡

玉米小米豆浆 (饮品)

材料 黄豆 50 克，熟玉米粒、小米各
30 克。

做法

1 黄豆用清水浸泡一晚，洗净；熟玉
米粒和小米分别淘洗干净，用清水
浸泡 2 小时。

2 将上述食材一同倒入豆浆机中，加
水至上、下水位线之间，按下"豆
浆"键，煮至豆浆机提示豆浆做好
即可。

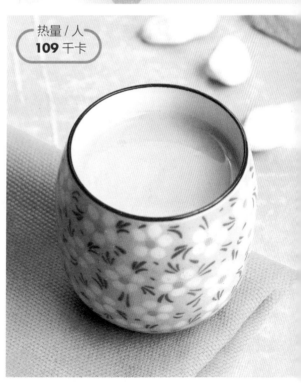

热量 / 人
109 千卡

儿童糖尿病患者控糖饮食

儿童糖尿病患者控糖饮食要点

控制全天热量摄入。可参照公式来计算：全天热量（千卡）=1000+ 年龄 × 系数（70~100），公式中系数可结合年龄选择：小于 3 岁为 100，3~6 岁为 90，7~10 岁为 80，大于 10 岁为 70。

粗细搭配。不过分限制碳水化合物的摄入量，一般推荐碳水化合物供能占总热量的50%～55%。可适当摄入粗粮（一般占总主食量的30%左右）。

选择低糖蔬果。每天蔬菜不少于500克，蔬菜宜选用含糖量少的黄瓜、菠菜等。每天低糖水果摄入100克左右。

补充优质蛋白。蛋白质是儿童生长发育期必不可少的营养成分，蛋白质供能一般占总热量的15%～20%。建议优质蛋白供给占总蛋白质的1/3~1/2，包括鱼肉、瘦肉、奶及奶制品、蛋类、大豆及其制品等。

适当增加富含膳食纤维的食物。比如玉米、高粱米、海带、红薯等，烹调方法多样化，以提高患儿进食的兴趣。

儿童糖尿病患者控糖食谱推荐

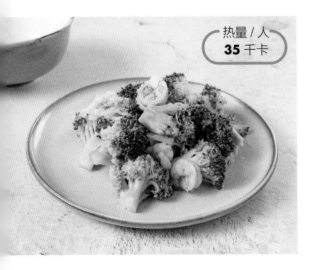

热量 / 人
35 千卡

西蓝花炒虾仁 （热菜）

材料 西蓝花 300 克，虾仁 50 克。

调料 盐 2 克，蒜末适量。

做法

1 西蓝花去柄，切小朵，洗净，焯烫捞出；虾仁洗净，去虾线。

2 锅内倒油烧热，放入蒜末爆香，加入虾仁翻炒，倒入西蓝花大火爆炒，加盐调味即可。

牛肉酿豆腐 （热菜）

材料 牛肉泥、豆腐各 200 克。

调料 姜片 10 克，盐、淀粉各适量。

做法

1 姜片加少许温水泡 15 分钟。

2 取适量泡好的姜水倒入牛肉泥中，用手反复抓匀，再放入盐、淀粉和植物油，用筷子朝一个方向搅拌均匀。

3 豆腐洗净，切成长方块，用小勺挖掉 2/3，摆盘。

4 将拌好的牛肉泥填入豆腐中。取蒸锅加清水，将豆腐盘放入锅中，水开后继续大火蒸 20 分钟即可。

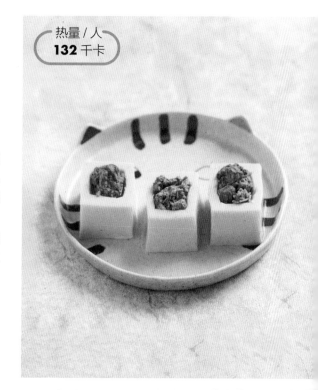

热量 / 人
132 千卡

紫薯发糕 （主食）

材料 面粉、紫薯各 150 克，牛奶 100 克，葡萄干 15 克，酵母 2 克。

做法

1 紫薯洗净，去皮，蒸熟，趁热用勺子压成泥，加入牛奶，用搅拌机搅打成糊状；酵母用温水化开并搅匀。

2 将面粉、紫薯牛奶糊、酵母水混合均匀即为面糊。

3 模具内用刷子刷一层油，将面粉糊倒入模具中，抹平，覆上保鲜膜，30℃左右发酵 2 小时，至面团膨胀至 2 倍大。

4 蒸锅烧开水，将模具放入蒸锅中，在发酵好的面糊上撒葡萄干，大火蒸 25 分钟，出锅切块即可。

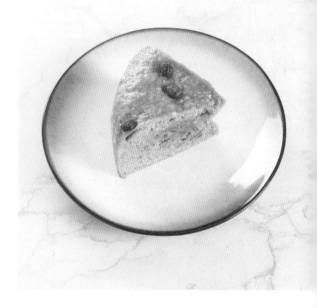

热量 / 人
281 千卡

妊娠糖尿病患者控糖饮食

妊娠糖尿病患者控糖饮食要点

注意热量需求。孕早期无须特别增加热量，孕中期、孕晚期可在怀孕前所需热量的基础上，每天分别增加 250 千卡、400 千卡。

适当限制水果摄入量。每天不超过 200 克为宜，并且尽量选择含糖量低的苹果、草莓、猕猴桃、柚子等。最好将水果作为加餐，以免引起血糖大幅波动。

减少精白米面，增加全谷物和杂豆的摄入。比如燕麦、荞麦、糙米、红豆、绿豆等，这些食物含有大量膳食纤维，可延缓餐后血糖升高速度。

尽量不吃甜食。蛋糕、甜面包以及甜饮料容易使血糖迅速升高，尽量不吃。一些标注了"无糖"的食品也不能想吃多少就吃多少。

妊娠糖尿病患者控糖食谱推荐

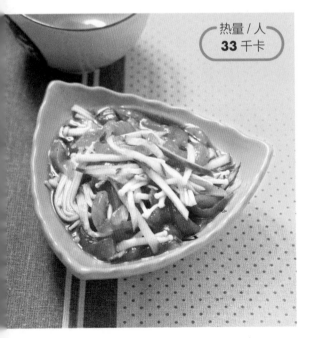

热量 / 人
33 千卡

凉拌魔芋 凉菜

材料 魔芋豆腐 100 克，黄瓜、金针菇各 50 克。

调料 盐、香油、醋各适量。

做法

1 魔芋豆腐洗净，切条，焯熟；黄瓜洗净，切丝；金针菇洗净，从根部撕散，焯熟。

2 把魔芋条、黄瓜丝、金针菇放入盘中，加入盐、香油、醋拌匀即可。

营养师有话说 ✗

魔芋富含膳食纤维，有很强的饱腹感，可延缓葡萄糖和脂肪的吸收，有助于稳血糖、降血脂。

肉末烧海带 （热菜）

材料 水发海带100克，猪里脊50克。
调料 盐1克，酱油5克。

做法

1 水发海带洗净，切丝；猪里脊洗净，切末。

2 炒锅置火上，倒入油烧至七成热，加肉末炒熟。

3 倒入海带丝翻炒均匀，加酱油和清水烧至海带软烂，用盐调味即可。

营养师有话说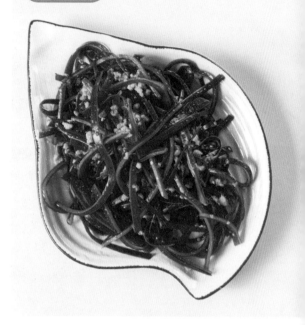

海带富含钙和碘，搭配猪肉炒食，能帮助预防腿抽筋。

热量/人
88 千卡

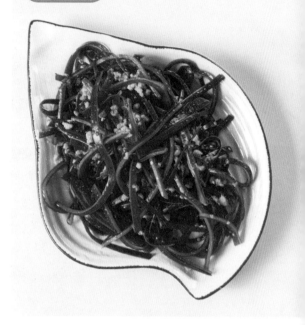

南瓜双色花卷 （主食）

材料 南瓜泥80克，面粉100克，酵母2克。

做法

1 酵母分两份，分别加30克温水、120克温水化开，为南瓜面团和白面面团所用。

2 南瓜泥加酵母水和一半面粉和成面团，另一半面粉加酵母水揉成面团，分别醒发。

3 两种面团揉匀，擀大片，刷油，将刷油的一面朝上，摞起，对折，切成宽4厘米的坯子，每个坯子再切一刀，不切断。

4 取坯子拧成麻花状，打结做成花卷生坯，醒发20分钟，放蒸锅中，大火烧开后转小火蒸15分钟即可。

热量/人
379 千卡

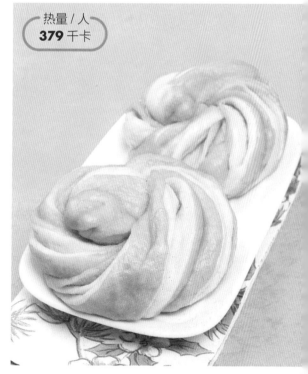

合并高血压患者控糖饮食

合并高血压患者控糖饮食要点

减少脂肪的摄入，补充适量优质蛋白。比如鸡蛋、鱼虾、大豆及其制品、奶及奶制品等。

每天摄入富含膳食纤维和钾的蔬果。比如紫甘蓝、芹菜、韭菜、菠菜、苋菜、木耳、柚子、猕猴桃等，帮助控制血压和血糖。

适当多食含钙丰富的食物。比如牛奶、海带、豆腐、菠菜等，减轻钠对血压的不利影响。

严格限盐。建议盐的摄入量为3~5克/天，不吃或少吃加工腌制品，比如咸肉、火腿、咸菜、腐乳等。

合并高血压患者控糖食谱推荐

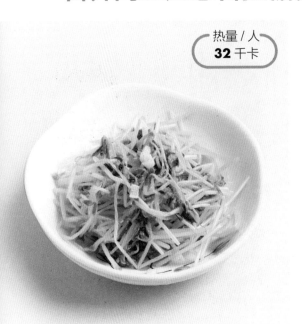

热量/人
32 千卡

素炒豌豆苗 热菜

材料 豌豆苗 300 克。

调料 葱花、蒜末各 3 克，盐 1 克。

做法

1 豌豆苗择洗干净。

2 炒锅置火上，倒入适量油，待油烧至七成热，加蒜末、葱花炒香。

3 放入豌豆苗翻炒，加盐调味即可。

> **营养师有话说** 🍴
>
> 这道菜富含铬、维生素 C 等，有利于糖代谢，帮助维持胰岛素的正常功能。

彩椒炒黄瓜 （热菜）

材料　黄瓜 300 克，红彩椒 75 克。

调料　葱花 5 克，盐 1 克。

做法

1. 红彩椒洗净，去蒂除子，切块；黄瓜洗净，切片。
2. 炒锅置火上倒入油，待油烧至六成热时，放入葱花炒香，倒入红彩椒块和黄瓜片翻炒 3 分钟，用盐调味即可。

> 热量 / 人
> **24 千卡**

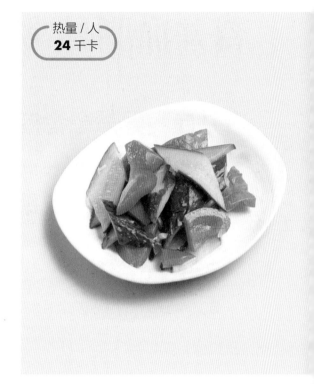

红薯饭团 （主食）

材料　红薯 100 克，米饭 250 克，烤紫菜 1 小片，熟白芝麻 10 克。

调料　寿司醋、酱油、绿芥末各适量。

做法

1. 红薯洗净，去皮，上火蒸 15～20 分钟至熟，压成泥。
2. 烤紫菜用剪刀剪成半厘米宽的细条。
3. 米饭用寿司醋拌匀，手上蘸少量水将米饭捏成团。
4. 在饭团上铺上红薯泥，用紫菜条和白芝麻装饰，用酱油和绿芥末调汁蘸食即可。

> 热量 / 人
> **143 千卡**

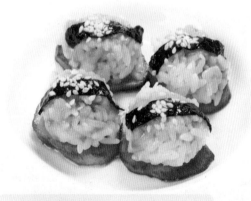

营养师有话说 🍴

红薯饭团富含碳水化合物、膳食纤维、钾等，能提供热量、缓解便秘，平稳血糖。

合并血脂异常患者控糖饮食

合并血脂异常患者控糖饮食要点

摄入优质蛋白。每天保证40~75克富含优质蛋白的瘦肉、鱼虾、鸡胸肉等。

保证膳食纤维的摄入量。每天摄入膳食纤维25~35克，多食富含膳食纤维的食物，比如豆类、藜麦、木耳、油菜、西蓝花等。

限制胆固醇摄入量。每天的胆固醇摄入量不超过200毫克。动物内脏、墨鱼、鱼子、蟹黄等中的胆固醇含量高，应加以限制。

选油有讲究。适当选用橄榄油、茶籽油等富含单不饱和脂肪酸的油类。

合并血脂异常患者控糖食谱推荐

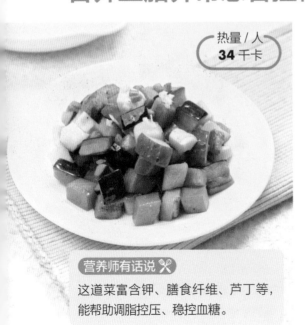

热量/人
34 千卡

营养师有话说 🍴

这道菜富含钾、膳食纤维、芦丁等，能帮助调脂控压、稳控血糖。

素烧茄丁 （热菜）

材料 茄子300克，竹笋80克，胡萝卜、黄瓜各30克。

调料 葱花、姜末各适量，盐2克。

做法

1 茄子去蒂，洗净，切丁；竹笋去老皮，洗净，切丁；胡萝卜洗净，去皮，切丁；黄瓜洗净，切丁。

2 锅内倒入适量油，待油温烧至七成热，加葱花和姜末炒香，放入茄丁、竹笋丁、胡萝卜丁翻炒均匀。

3 加适量清水烧至茄丁熟透，倒入黄瓜丁翻炒2分钟，用盐调味即可。

三文鱼蒸蛋 (热菜)

材料 三文鱼 100 克，鸡蛋 2 个。

调料 酱油 5 克，葱末、香菜末各适量。

做法

1 鸡蛋磕入碗中，加清水打散；三文鱼洗净，切粒，倒入蛋液中，搅匀。

2 将蛋液放入蒸锅隔水蒸熟，取出，撒上葱末、香菜末，淋入酱油即可。

> **营养师有话说** ✗
>
> 三文鱼蒸蛋，美味又营养
> 这道菜富含蛋白质、不饱和脂肪酸，有助于调节血脂代谢，保护心脑血管。

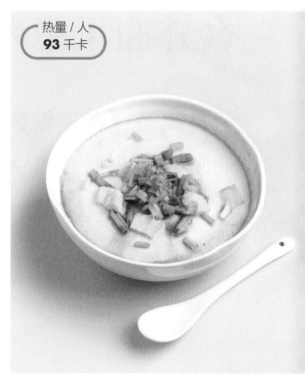

热量 / 人
93 千卡

荞麦煎饼 (主食)

材料 荞麦粉 150 克，鸡蛋 2 个，豆腐丝 100 克，猪瘦肉 50 克，圆白菜、柿子椒各 30 克。

调料 酱油、盐各适量。

做法

1 鸡蛋打散；猪瘦肉洗净，切丝；荞麦粉中加入鸡蛋液、盐，搅拌成面絮，再分次加水搅拌成糊状；柿子椒、圆白菜洗净，切丝。

2 将平底锅烧热，涂上少量油，倒入适量面糊，提起锅旋转，使面糊均匀地铺满锅底，待熟后即可出锅。

3 将肉丝、圆白菜丝、豆腐丝、柿子椒丝加盐、酱油炒熟，卷入饼内即可。

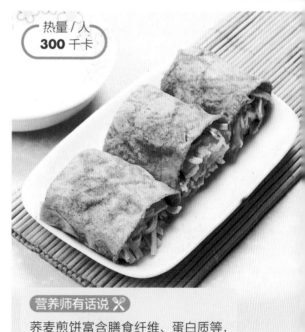

热量 / 人
300 千卡

> **营养师有话说** ✗
>
> 荞麦煎饼富含膳食纤维、蛋白质等，能帮助清脂通便。

合并痛风患者控糖饮食

合并痛风患者控糖饮食要点

在痛风急性发作期，嘌呤摄入量应低于150毫克/天。多吃低嘌呤食物，比如白菜、芹菜、白萝卜、鸡蛋、牛奶等，以促进尿酸排出。

在痛风缓解期，以低嘌呤食物为主。也可以适当摄入中嘌呤食物，比如鸡胸肉、海带、金针菇、银耳等。

每天摄入水2000~3000毫升。以促进尿酸排出，包括白开水、汤粥、饮品等。

多吃富含钾的食物。比如绿豆、薏米、土豆、胡萝卜、韭菜、菠菜、苋菜、油菜、香蕉、牛油果等，以减少尿酸沉淀。

合并痛风患者控糖食谱推荐

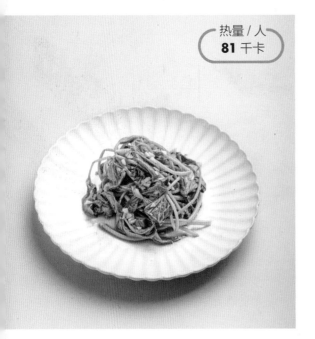

热量 / 人
81 千卡

凉拌红薯叶 （凉菜）

材料 红薯叶300克。

调料 生抽、蒜末各5克，醋4克，盐、香油各适量。

做法

1 红薯叶择洗干净。

2 锅中烧开水，放入红薯叶焯熟，捞出沥干，装入盘内，加盐、生抽、香油、蒜末、醋拌匀即可。

营养师有话说 🍴

调节免疫、促便

红薯茎尖中富含多酚、黄酮类物质，还有黏液蛋白，能帮助调节免疫功能、润肠通便。

猪血炒木耳 （热菜）

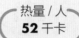

热量 / 人
52 千卡

材料 猪血 200 克，柿子椒、水发木耳各 100 克。

调料 葱段、姜丝、盐、醋各适量。

做法

1 柿子椒洗净，去蒂除子，切片；水发木耳洗净，撕小朵；猪血洗净，切片。

2 锅里倒入适量油，烧热后加入姜丝和柿子椒片煸炒片刻，加入木耳、葱段、猪血片炒熟，加盐和醋调味即可。

营养师有话说 ✕

补铁、补钙
这道菜含有丰富的铁、钙、膳食纤维，有补血、补钙、通便的作用。

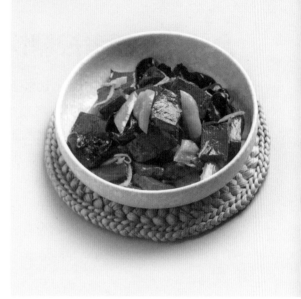

玉米苦瓜煎蛋饼 （主食）

热量 / 人
277 千卡

材料 苦瓜 200 克，玉米、鸡蛋、面粉各 100 克，玉米粉 50 克。

调料 盐、胡椒粉各适量。

做法

1 鸡蛋打散；苦瓜洗净，切薄片，沸水焯后泡在冰水里；玉米洗净，剥粒，焯熟，备用。

2 碗内倒入面粉和玉米粉，然后将打散的蛋液倒入，搅拌均匀，加盐和胡椒粉，将苦瓜和玉米粒沥干水分后倒在面糊里搅拌均匀。

3 锅内放油，烧至七成热时将适量面糊倒入锅内，煎至两面金黄即可。

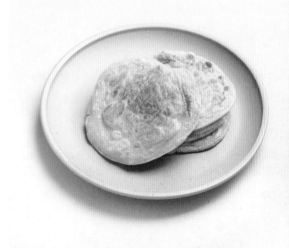

合并眼病患者控糖饮食

合并眼病患者控糖饮食要点

多吃富含叶黄素的食物。比如菠菜、西蓝花、芥蓝、羽衣甘蓝等新鲜绿色蔬菜和柑橘类水果。

补充富含维生素A或胡萝卜素的食物。比如鸡肝、胡萝卜、芒果、哈密瓜、菠菜、苋菜、玉米等，并减少用眼。

适当摄入富含花青素的食物。比如蓝莓、葡萄、紫薯、樱桃等，帮助缓解眼睛疲劳。

饮用能明目的茶饮。比如决明子茶、菊花枸杞茶、绿茶等。

合并眼病患者控糖食谱推荐

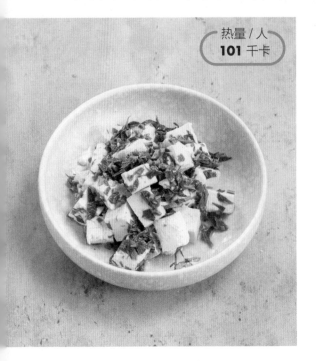

热量/人
101 千卡

香椿拌豆腐 （凉菜）

材料 香椿 100 克，豆腐 300 克。
调料 盐、香油各适量。
做法

1 香椿洗净，入沸水焯烫后捞出，沥干，切碎；豆腐洗净，切丁，入沸水略焯，捞出沥干。

2 将香椿碎、豆腐丁加盐、香油，拌匀即可。

营养师有话说 🍴

开胃，助控糖

香椿焯水后，加豆腐凉拌食用，不仅营养保留完整，而且香味浓郁，对缺乏食欲的糖友能起到开胃作用。

松仁玉米 （热菜）

材料 玉米粒 100 克，松子仁、红彩椒、
柿子椒各 30 克，芹菜 10 克。

调料 葱末、姜末各 3 克，盐 2 克。

做法

1 玉米粒洗净；松子仁洗净，炒香；
红彩椒、柿子椒分别洗净，去蒂除
子，切丁；芹菜洗净，切小段。

2 锅内倒油烧热，放葱末、姜末炒香，
倒入玉米粒翻炒，放入松子仁、红
彩椒丁、柿子椒丁、芹菜段炒熟，
加盐调味即可。

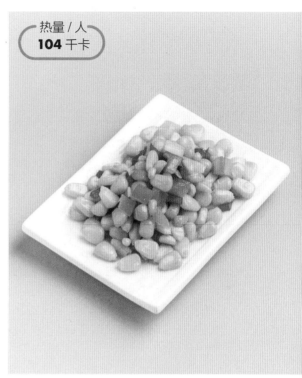

热量/人
104 千卡

菊花枸杞茶 （饮品）

材料 菊花 6 克，枸杞子 2 克。

做法 将菊花、枸杞子一起放入杯中，
倒入沸水，浸泡约 5 分钟后
饮用。

营养师有话说 ✕

不宜加冰糖

菊花搭配枸杞子泡茶，能帮助清肝火、
滋阴明目，有助于缓解视疲劳，帮助预
防糖尿病性眼病。糖尿病合并眼病患者
喝这款茶饮不宜加冰糖，否则不利于血
糖控制。

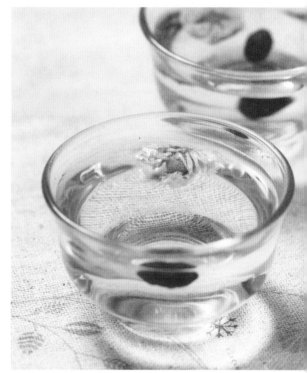

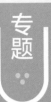

专题 五项达标是控制糖尿病、预防并发症的关键

1 体重达标

BMI
BMI= 体重（千克）÷ [身高（米）] ^{2}
中青年糖尿病患者 < 24 千克 / 平方米
老年糖尿病患者 < 28 千克 / 平方米

腰围
男性腰围 < 90 厘米
女性腰围 < 85 厘米

2 血糖达标

空腹血糖
< 7.0 毫摩 / 升

餐后 2 小时血糖
健康人群　　　　　　< 7.8 毫摩 / 升
中青年糖尿病患者　　< 8 毫摩 / 升
老年糖尿病患者　　　< 10 毫摩 / 升

糖化血红蛋白
< 6.5%

4 血脂达标

甘油三酯
< 1.7 毫摩 / 升

胆固醇
< 5.2 毫摩 / 升

低密度脂蛋白胆固醇
< 2.6 毫摩 / 升

高密度脂蛋白胆固醇
> 1.0 毫摩 / 升

3 血压达标

健康人群
血压不超过 120/80 毫米汞柱

中青年糖尿病患者
血压不超过 130/80 毫米汞柱

老年糖尿病患者
血压不超过 140/90 毫米汞柱

5 血黏度达标

血液黏度
全血黏度及血浆黏度正常

红细胞功能
红细胞比容、变形指数、聚集指数
正常